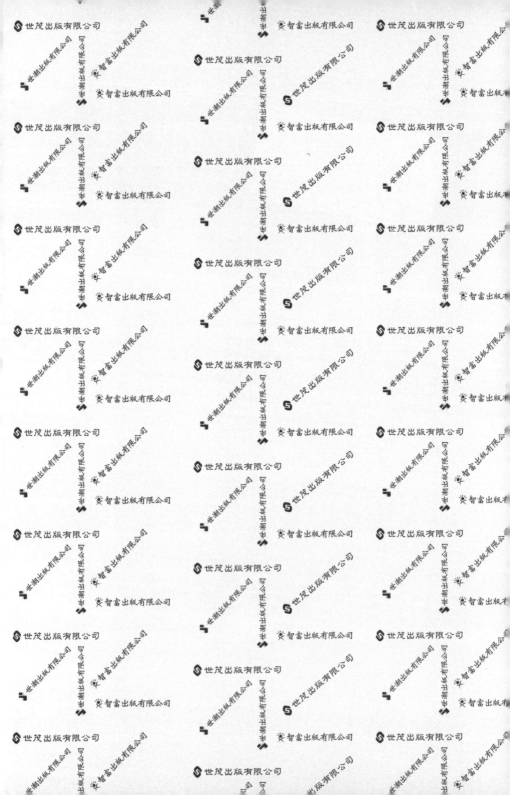

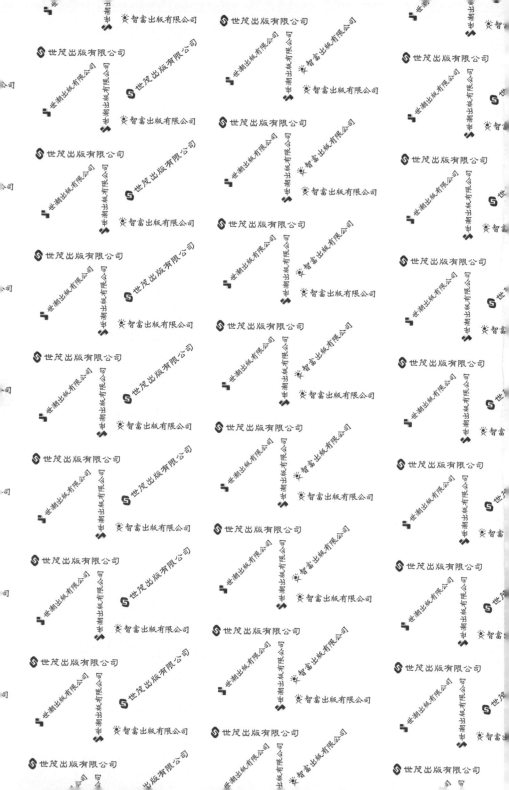

医学探偵の歴史事件簿
日本國立醫院機構鈴鹿醫院名譽院長
小長谷正明◎著
陳朕疆◎譯

醫學偵探的
歷史事件簿

改變世界的關鍵其實是醫學！

隨著書中主角走過他們的人生，
解開轉動歷史巨輪的疾病之謎。

前言

在英國倫敦貝克街二二一B有一座重現名偵探夏洛克・福爾摩斯之「舊宅」的個人博物館。這是一個位於攝政公園旁，以磚頭砌成，外觀樸實的小型建築物。進到屋內，順著長窄的樓梯來到二樓，可以看到牆壁上裝飾著維多利亞女王的石板畫。二樓書房不意外正是英國風格的家具擺設，餐桌上放著一個被視為福爾摩斯註冊商標的菸斗，以及他喜愛的史特拉迪瓦里（stradivarius）小提琴。

書桌上放著一本醫學書，皮製封面有些脫落，泛黃的書頁上標示這是西元一八九四年版的《刺胳針》（The Lancet）。《刺胳針》至今仍是英國頗具權威的醫學期刊。看來這應該是福爾摩斯的搭檔，華生博士的東西。

說到一八九四年，應該是福爾摩斯在《最後的冒險》中，與反派莫里亞提教授一起墜入瀑布、行蹤不明的三年後，突然歸來的年份。這年在日本則是明治二十七年，也是日清戰爭（甲午戰爭）那一年。

福爾摩斯的作者柯南．道爾是一位眼科醫師。他在愛丁堡大學求學時，以他敏銳的眼光觀察他的恩師，喬瑟夫．貝爾（Joseph Bell）博士，進而創作出福爾摩斯這個人物。福爾摩斯將過去的犯罪事件中，著重在調查官的個人見解及犯人自白，再根據事實的科學方法進行推理，藉以解決事件。

本書試著從醫學角度，將各種書籍中提到的歷史故事與口耳相傳的軼聞，整理成共二十六個主題的事件簿。與福爾摩斯相同，避免先入為主的意見，基於事實、使用最新的研究，並像偵探白羅一樣活用灰色的腦細胞，慢慢讓事情的真相水落石出。我們所提到的故事橫跨古今，從古埃及、《古事記》、《日本書紀》的故事，一直到現代。

在每一段歷史中，當時的醫學、醫療情況常扮演著重要角色。不管是多麼偉大的國王，既然都屬於智人（Homo sapiens），就一定會生病。有時候，掌權者的疾病便會成為改變歷史的關鍵。

第I部中，我們會提到甘迺迪與其他美國總統等二十世紀後半的政治家，以及希特勒罹患的疾病。由納粹發起，許多醫師參與其中的組織性殘障者安樂死計劃，這是個不遜於迫害猶太人的非人道行為。另外，在史達林獨裁下的蘇聯，位居掌權者身邊的醫師們也被迫害。

第II部要介紹的是從明治時期到現代的日本歷史中，一些與醫學相關的事件。我曾經從與這些事件相關的親戚們聽到一些資訊，而我亦會將其寫進本書。我的爸爸曾參與昭和二十年八月（一九四五年，日本在二次世界大戰中宣布投降）的終戰處理工作，是迎接第一批歸國駐軍的軍人。我的舅舅則是見證了昭和天皇最後一程的侍從長。

在過去的年代，疾病曾造成今日我們所無法想像的威脅，甚至可能導致社會整體崩壞。隨著醫療工作的發展與普及化，我們得以拯救更多人的性命，使社會的風貌煥然一新。本書將在第III部中介紹對此做出貢獻的人們。

歷史人物所罹患的疾病，至今仍是醫學的研究對象。因為文獻上常會記載這些人的病例、症狀、手術留下來的記錄，偶爾還可以看到解剖記錄。另外，在二十世紀快結束時，DNA分析這種強大的方法開始運用在歷史資料的分析上。從保留下來的遺體上取一小部分做為物證進行分析，有時可以解決歷史上的謎團，但也可能會產生新的疑問。

在第IV部中，我們將依據史料介紹國王們的醫療史。英國王室的資料相當充分，本書將介紹其中三名國王、女王。而在與近代、現代歷史相關的謎團中，我們會從醫學角度試著分析法國大革命的孤兒，路易十七世；以及俄羅斯革命中下落不明的公主，安娜塔西亞的故事。

第V部要討論的是很久很久以前的人們。在DNA分析與古代病理學的相關研究下，人們逐漸瞭解到古埃及圖坦卡門王傳說的真相。即使沒有實物證據，我們也可以藉由醫學之眼，從文獻資料中解讀出一些東西。兩千年前日本武尊——倭建命想要回到綠色山林包圍的大和國，卻來到我目前工作的醫院所在地，這到底是怎麼回事呢？聖女貞德聽到的「神之聲」，從醫學的角度來看可能會是什麼呢？許多故事雖然只是傳說，但並非完全沒有意義。

從未來的角度來看，過去時代所發生的某些事，很有可能是大幅改變歷史的轉折點。而在歷史的轉折點上，當時人們的想法也很重要。因此，我們不會只討論對於過去名人的診斷，而是想從醫學的角度來講述歷史。雖然其中也包括了較嚴肅的話題，但還是希望您能夠輕鬆閱讀，享受本書內容。

目錄

後記……219

第Ⅰ部

二十世紀世界史的幕後

1 甘迺迪的腰痛——年輕總統的煩惱

衛星轉播

一九六三年十一月二十三日，這天是日本的勤勞感謝日（當時美國為二十二日），也是美國甘迺迪總統要透過通訊衛星電星一號 Telstar 進行美日首次衛星轉播，向日本傳遞親善訊息的日子。當時還是國中三年級的我，早上五點就起床打開電視機等著。那時世界首次電視衛星轉播才剛成功不久，前次是在巴黎與美國間的轉播。

然而，電視上傳來的聲音卻是「甘迺迪總統遭槍擊暗殺」，之後電視便一直播放著美國西部莫哈韋沙漠的風景。過了約二十分鐘後，新聞開始報導總統遭暗殺的消息。至今仍記憶猶新，因為那時過於驚嚇而趕緊把父親叫起來。

一九六〇年，約翰・F・甘迺迪勝選後，成為史上最年輕的美國總統。他確實給人俐落、清爽的印象，就像一位新時代的領導者。他曾與蘇聯的強勢領導人，共產黨第一書記赫魯雪夫多次較勁，還提出阿波羅計畫，預計在一九七〇年代結束前，將人類送上月球。年輕有為的總統卻在這天突然被暗殺了。

魚雷艇一〇九

以四十三歲的年輕之姿，成為第三十五屆美國總統的甘迺迪，言談明快清晰，與赫魯雪夫及當時的競選對手尼克森相比，外貌明顯俊美許多。他曾擔任過魚雷艇艇長，擁有海軍中尉的資歷。當年，魚雷艇一〇九在南太平洋遭日本驅逐艦「天霧」衝撞後沉沒。在艱難的狀況下，他拉著部下游向無人島，經過一週左右魯濱遜漂流記般的生活，成功生還回國，成為一段佳話。這個故事後來被改編成電影《魚雷艇一〇九》上映。

由於甘迺迪腰部受傷，需坐在特製的搖椅上，在當時相當有名。腰傷是被日本軍艦衝撞時所留下的，可說是光榮的傷痕。對當時還是中學生的我來說，代表自由與希望的領導者，居然因為日本海軍所造成的負傷而無法繼續活躍於世間，總覺得有些抱歉。

不過在他去世後，各式各樣的事實陸續被揭開，其中也並非全都是好事。關於他健康狀況的討論，與他的人氣一樣，成為大家津津樂道的話題，直到二十一世紀的今日仍是如此。

腰痛的進展

甘迺迪是在太平洋戰爭前夕的一九四一年八月，以二十四歲的年紀志願加入海軍。在一九四二年四月查爾斯頓海軍醫院病歷中記錄，兩年前他便因打網球而有腰痛的問題，但當時醫師判斷沒有手術的必要。之後他從情報官調往魚雷艇擔任艇長，被分派到南太平洋索羅門群島。一九四三年八月二日，如前所述，魚雷艇遭擊沉。雖然他生還，獲得了勳章，但腰痛也越來越嚴重，一九四四年六月他接受手術開刀。最後，他在二次大戰結束前的一九四五年三月十六日離開了海軍，卻不是因為戰爭所受的傷光榮退役，而是在慢性腸胃炎下因病退役。

當時的他相當消沉，可說是人生中最糟糕的時期。一九四六年時他選上了麻薩諸塞州（Massachusetts）的眾議院議員，開始踏上個人政治人生。他的父親原本為駐英大使，是一名大富豪，在資金面上給予甘迺迪很大的援助，還提供了巨額的「子女教育基金」。而甘迺迪也在一九五三年時選上參議員。

人類的脊椎是由三十塊左右的骨頭（脊椎骨）連接而成，大致上可以分成幾個區域，由上而下分別是頸椎、胸椎、腰椎、薦椎、尾椎，其中，薦椎與骨盆相連，脊椎骨與椎間盤彼此相連。而在一九四四年時，甘迺迪動手術的地方則是在腰椎最下側。

甘迺迪在政治路途上很順利，但腰痛卻越來越嚴重。一九五四年時，第五腰椎之下的椎間盤完全被壓扁，變得很不穩定，只能用金屬骨板固定。然而手術的傷口沒能順利癒合，造成深處感染，不得不再度住院，取出金屬骨板。

過了一陣子之後，為甘迺迪進行手術的醫院發表了一篇論文，標題是「腎上腺功能不全患者的手術管理」，裡面提到的案例也包括了甘迺迪。也就是說，因為甘迺迪的腎上腺（位於腎臟上方一個小小的內分泌器官）所分泌的荷爾蒙不足，使他必須服用藥物。腎上腺皮質素是一種與代謝和免疫有關的重要類固醇荷爾蒙。甘迺迪在手術後出現的各種身體狀況，或許就是由大量的腎上腺皮質素相關藥劑所造成的。經過第二次手術，清除同一部位的膿瘡之後，甘迺迪改用復健醫學類較為保守的療法，並以束腹、彈力繃帶等工具保護腰部。

內分泌異常

一九四七年，當時他還是眾議員。一次訪問英國時，他的身體突然出現問題，並在護理人員的陪同下回到紐約。自此之後便開始使用腎上腺皮質素補充療法。他有甲狀腺機能低下的問題，從年輕時基礎代謝率就比較低。白宮的文獻中也記錄了當時甲狀腺藥劑的處方。

在一九六〇年的總統大選中，他就被懷疑可能有愛迪生氏病（Addison's disease）。愛迪生氏病是一種難治之症，當時的醫師認為是結核造成身體出現這種疾病。對候選人來說，如果患有降低生命力之內分泌疾病的消息傳出去的話，對選情會造成很大影響，因此甘迺迪陣營的醫師否定了這個說法，重申甘迺迪的腎上腺功能正常，亦沒有服用皮質醇（Cortisol）等類固醇藥劑。事實上，甘迺迪的腎上腺雖有在運作，但在正常值以下，也有服用除了皮質醇以外的腎上腺皮質素。在各種方法的遮掩之下，總算讓他擺脫了圍繞在腎上腺問題的負面傳聞。

話雖如此，不管是腎上腺皮質功能低下，還是甲狀腺功能低下，如果他有這些疾病的話，應該會因為荷爾蒙不足使性慾衰退，又怎麼會和瑪麗蓮・夢露這種美艷的女性出雙入對呢？

暗殺

一九六三年十一月二十二日是命運的日子，甘迺迪總統夫妻與德克薩斯州州長康納利夫妻乘坐同一台敞篷車，參與在德州達拉斯道路上的遊行活動。活動中突然傳出槍響，第一發子彈打中了甘迺迪的肩膀與頸部，並繼續前進打中康納利州長。第二發子彈也命中了甘迺迪，使他的後頭部破裂濺血。有人認為，因為甘迺迪使用束腹與彈力繃帶的關係，故第一槍命中後身體並沒有倒下，造成第二槍更容易命中。

甘迺迪的遺體，後來被送往華盛頓郊外的貝塞斯達海軍醫院進行解剖。繼任的詹森總統任

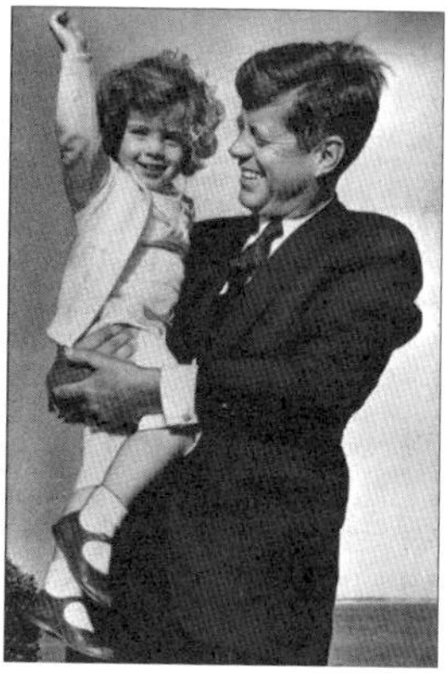

甘迺迪總統與卡洛琳

命華倫委員會調查這起事件，委員會提出的解剖記錄中提到，甘迺迪頭部右後方的枕外隆凸（後顱骨的突出部分）有一個十五乘六毫米（公厘）的孔，其上方的骨頭有一塊長徑為十三公分的缺損，橫跨後頭部、頭頂部、側頭部，並有腦部損傷。而從右肩射入、頸部射出的子彈造成了一個七乘四毫米的孔。另外腰部還有一個長約十五公分，已治癒的手術痕跡。由於從後頭部射入的子彈並沒有破壞前頭部，因此躺在解剖台上的甘迺迪，仍保持著和沿路市民揮手致意時的端正表情。

記錄上沒有關於腎上腺的說明。不過，一位參與了當時解剖的病理科住院醫師提到，在甘迺迪體內並沒有看到腎上腺，推測是萎縮了吧。另外，在暗殺事件發生後，他於達拉斯醫院內切開氣管時便已看不到甲狀腺。

數日後的國葬中，賈桂琳夫人與身旁的兩個孩子目送乘載著靈柩的砲車離開。剛滿三歲的兒子小約翰很有精神地舉手敬禮，而馬上就要六歲的女兒卡洛琳則身穿大衣，一臉茫然的樣子。

甘迺迪就像是年輕、活力的代表。和他比較起來，赫魯雪夫可能還比較像是個每天在思考世界局勢的現實主義者。然而這種給人年輕、意志堅定印象的總統卻突然遭到暗殺，成為了悲劇英雄，在人們心目中的形象進一步被理想化。短期內讓人無論是在政治、個人或醫學領域上，都難以談論關於他的負面評價。古羅馬詩人尤維納利斯曾說過「健全的心靈寓於健康的身體」。雖然甘迺迪的身體似乎並不健康，但無可置疑的，的確有一個世代的人懷念他。由於他的正向思考，他的言論及意志，給予這個時代不可抹滅的光輝。

2　被掩蓋的炭疽菌事件

九一一

二〇〇一年九月十一日，在美國各重要地區域發生多起恐怖攻擊事件，使剛開始沒多久的二十一世紀蒙上一層灰影。九月十八日時，許多紐約與華盛頓的媒體與政治人物都收到了裝有白色粉末的信封。直到十月，仍陸續有人收到。後來鑑定出這些白粉含有炭疽菌的芽孢（細菌孢子），而這些炭疽菌最終導致了二十二人發病，五人死亡。

不只是美國，這起事件讓世界各地開始對生化恐怖攻擊感到害怕。做為美國同盟國的日本也陷入一陣恐慌，甚至還出現了模仿犯。我所任職的醫院當時也經常會收到來自相關單位的生化恐怖攻擊和炭疽菌通知。

炭疽菌

「炭疽」意為像黑炭一樣的結痂。人類或家畜的皮膚上若有小型傷口，便有可能會被此種細菌感染，使皮膚出現水泡、潰瘍等症狀，生成黑色結痂。如果吃下被炭疽菌汙染的肉，會引起腹瀉之類的消化道症狀。如果炭疽菌進入肺部，會產生像流行性感冒的症狀。皮膚炭疽病與消化道炭疽病的死亡率並不高，然而肺炭疽病若發病的話，不僅抗生素無效，死亡率也相當高。炭疽菌在精製成芽孢後，可以直接抵達支氣管末端，正好適合做為恐怖攻擊時所使用的生化武器。

九一一後的十一月上旬，在日本仙台舉行的國立醫院學會的最後一天，緊急安排了一場炭疽病的演講。雖然沒有提到什麼特別新的資訊，但請來的講師相當特別。這位講師並非來自深陷恐怖攻擊漩渦的美國，也不是日本人，而是一位俄羅斯的醫師。當時為什麼會請一個俄羅斯人來演講呢？

軍事都市傳說

讓我們先把時間調回一九七九年十月。當時西德法蘭克福的報紙，報導了一則逃難的俄羅斯人之間流傳的謠言。當年四、五月左右，蘇維埃聯邦俄羅斯共和國斯維爾德洛夫斯克市的生化武器工廠傳出洩漏事故，造成四十人以上死亡，並使蘇聯軍著手進行檢疫工作。

斯維爾德洛夫斯克市位於首都莫斯科以東一千四百公里遠的烏拉山脈山麓，在蘇聯時代是一個人口超過一百萬人的軍需事業重鎮。由於這裡不僅生產大砲與火箭，也製造核子武器，故西方陣營的情報單位在事件發生後，便開始蒐集斯維爾德洛夫斯克市的動向與民情。除了事發經過外，也想弄清楚洩漏的病原體或毒物究竟是什麼，以確認是否有違反一九七二年時，美蘇兩國所簽的生化武器協定。

ＣＩＡ與其他美軍的情報單位查到，斯維爾德洛夫斯克市第二十醫院內出現了大量流行性感冒症狀的病患。他們突然發燒到四十度以上，還出現了呼吸困難與敗血症，並在六、七個小時後死亡。光在這家醫院內就有四十人死亡，整個市內的犧牲者則可能達到二百人甚至是一千人。第一位患者出現的六天後，地方醫療機關主管得到醫院的報告，說明原因為炭疽菌所引起的病症爆發。於是政府封鎖了軍事設施及十九號工廠的周邊區域，並配置除污車，兩週後衛生部長與國防部長烏斯季諾夫前來視察。ＣＩＡ掌握了這些資訊，故幾乎可以肯定，這是一起違反協定、擅自製造生化武器所引起的事故。

一九八〇年三月，蘇維埃聯邦官方國營的塔斯社報導，斯維爾德洛夫斯克市出現了因誤食被炭疽菌汙染的食用肉，罹患腸道炭疽病的病患。周圍的野生動物、可能被感染的家畜，以及數百隻流浪狗皆已撲殺完畢。至於生化武器的謠言，塔斯社則反駁，那是美國危言聳聽，要對俄羅斯發起心理戰。

九月，科學期刊《Science》開始討論這件事，這是與《Nature》（自然）期刊齊名的世界一流科學期刊。想當然耳，西方陣營的學界、社會、政府等，都無法接受塔斯社的說明。前年年末，由於蘇聯軍攻佔阿富汗，以及西方陣營的各國為表達不滿，而抵制在莫斯科舉行的奧運，使東西冷戰情勢變得更為嚴峻。

從戈巴契夫到葉爾欽

在一九八〇年代後半，蘇聯書記長為戈巴契夫的時代。在經濟改革（Perestroika）的口號下，開始了一系列的開放政策（Glasnost）。一九八八年四月，蘇聯前衛生部次長與兩位專家拜訪了位於華盛頓的美國國家科學院，針對斯維爾德洛夫斯克市的事件進行說明。《Science》刊載了這段說明的內容，如下所示。

如同塔斯社的說明，共有九十六人吃下了受到汙染的食用肉，得到腸道炭疽病，其中有六十四人死亡。報導中亦用了一百五十張照片說明這應該不是由生化武器所引起的肺炭疽病。遭汙染的食用肉為小牛肉，共二十九噸。斯維爾德洛夫斯克市周圍共兩百個地區的野生動物，皆傳出了炭疽病。人類方面，每年亦有幾十個人罹患名為西伯利亞潰瘍的皮膚型炭疽病。因此，政府每年會為有罹患炭疽病風險的兩百萬勞工進行預防注射。

一九九一年十二月，鮑利斯・葉爾欽就任蘇維埃聯邦瓦解後的第一任俄羅斯總統。雖然不曉得實際情形如何，但他給人一種率直的印象。在隔年的美蘇首腦會談中，他直言不諱地告訴老布希總統說「由ＫＧＢ（蘇聯國家安全委員會）給我的報告，那確實是生化武器工廠引發的事故」。事實上，事發當時，葉爾欽是斯維爾德洛夫斯克州的共產黨第一書記，也就是州長，換句話說，他就是當事者。

斯維爾德洛夫斯克市舊名葉卡捷琳堡，用以紀念十八世紀的俄羅斯女帝葉卡捷琳娜一世，俄羅斯革命後，這座城市改名為斯維爾德洛夫斯克市（現今已回歸舊名）。這個城市名稱源自於斯維爾德洛夫，他是一位布爾什維克派（**Bolsheviks**，多數派、激進派）成員，年紀輕輕便死於西班牙型流感。作為一位共產黨菁英及手段強硬的州長，葉爾欽還曾經下達命令，用推土機剷平囚禁過末代沙皇尼古拉二世、其女安娜塔西亞，以及其他家人的房舍。他選擇抹煞發生在葉卡捷琳堡，會對俄羅斯革命產生負面印象的事件。

葉爾欽成為總統以後，俄羅斯聯邦接受美國的研究人員進入調查，其調查結果發表在一九九四年的《Science》期刊上。雖然ＫＧＢ扣押了相關病歷，不過由診療登記簿可以推斷炭疽病的發病者大部分住在生化武器工廠的東南方，分布於一個角度相當狹小的範圍內。而患病的動物則位於這個範圍的延長線上，是由空氣感染造成。

亡命的俄羅斯科學家

一九九八年，一位在蘇聯解體後流亡至美國的科學家阿貝里克，聲稱他是生化武器開發的相關人士，並說明了斯維爾德洛夫斯克市事件的始末。

一九七九年三月三十日星期五，十九號工廠區的炭疽芽孢乾燥廠技術主任，將塞住的過濾器拿下來，卻沒有寫在作業日誌上，只留下便條就回家了。交班的工作人員雖然看了作業日誌，卻沒有注意到他的便條，故在沒有過濾器的情況下讓機器運轉。過了五六個小時之後，工作人員才發現異常，趕緊換上了新的過濾器，然而卻沒有向上層報告，假裝什麼事都沒發生，繼續進行作業。這時候，大量的炭疽芽孢早已飛散至外界空氣中。

隔週，鄰近工廠東南側的陶器廠工作人員突然發病。一週內，於三月三十日值夜班的工作人員幾乎全數死亡。KGB與軍隊控制了整個汙染地區，扣押所有病歷，並在死亡診斷書上隨意寫上一個病名，將屍體化學處理後埋葬。該地區之外的人們，則幾乎沒有查覺到任何異常。當初預測，應該只有幾天內會出現病患，然而一直到五月中旬，都陸續有人發病。這是因為當時的第一書記葉爾欽所收到的報告中指出，空氣中散布著炭疽菌的芽孢，故他下令徹底清潔每一棵樹木、每一條道路，以及每一棟建築物。然而這卻讓芽孢再次飛揚於空中，延長了疫情的持續時間。

如先前所述，俄羅斯政府公布的資料中只提到，共有九十六人發病，六十四人死亡，但有人認為真實數字應大於此。由五十一名犧牲者的解剖報告中可以看出，他們的縱膈腔（兩肺之間、心臟等部位）有明顯的腫脹與出血情形、縱膈淋巴結腫大、觀察到大量胸水，且有肺炎與腦炎症狀，明顯有呼吸道感染的情況。

生化武器

九一一事件之後，發生於美國的炭疽菌恐怖攻擊沒過多久便平息。既然嫌犯使用的是生化武器等級的精製炭疽菌芽孢，便縮小可能為嫌犯的調查範圍。二〇〇八年八月，FBI斷定犯人就是在進入調查最終階段時自殺的布魯斯・艾文斯（Bruce Ivins），他原本在美國陸軍感染症醫學研究所工作。可見美軍也在研究炭疽菌做為生化武器的應用。

第二次世界大戰期間，英國在蘇格蘭格魯伊納島進行炭疽菌炸彈的爆炸實驗。結果使整個島都被炭疽菌汙染，島上所有動物都出現了炭疽病的症狀。從一九八六年起，英國政府用福馬林對全島徹底消毒，然而至今仍是一個無人島。生化武器會造成無可挽回的環境汙染。說到生化武器，日本也無法置身事外。斯維爾德洛夫斯克市的設施，基本上就是模仿日本舊滿州國七三一部隊的設施。

在不傷及我方士兵的情況下，讓敵方士兵罹患疾病。這種細菌戰在人們還不知道病原體是病毒、細菌的時代就曾經出現過。十四世紀時，鼠疫為歐洲帶來了毀滅性的衝擊，流行的起點就是熱那亞共和國位於黑海克里米亞半島上的殖民市。由於韃靼人包圍進攻這個城市，並將軍中患有流行鼠疫的屍體丟在城市中。而從這座城市逃出來的船，則將鼠疫的細菌散布至地中海沿岸。征服新大陸時，歐洲人也故意將天花與痲疹患者使用過的毛巾與衣服送給美洲原住民，藉此讓他們罹病死亡。

生化武器是悖離人道的武器，相信應該沒有人有異議。原本該帶給人們幸福的醫學，卻被當成軍事技術，造成如核子武器般嚴重的不幸，實在是相當遺憾的事。然而，某些邪惡的國家或團體會使用生化武器進行攻擊，我們就必須具備能與之對抗的手段或技術。於是，我們也不得不熟悉這些生化武器的運作，這是一個難解的矛盾。

美國炭疽菌事件的犯人，原本在馬里蘭州弗雷德里克的一個研究所工作。那裡是一個草木茂盛的田園地區。我在海外留學時，曾開車經過這個寧靜悠閒的地方，完全無法想像這裡也是製造生化武器的地點。這個地方的雙面性，似乎象徵著炭疽菌在醫學與戰爭科技方面的研究。

3　雷根總統的阿茲海默症

政治宣傳

一九八〇年代中期的美國，尚未從越戰失敗的陰影中走出來，不過，共和黨雷根總統的開朗形象卻很受此時的美國國民歡迎。他不僅解決了經濟、政治、軍事等問題，在健康方面，他也克服了阿茲海默症，許多政治宣傳（Propaganda）皆以此為主題。「那是因為得到阿茲海默症的是雷根啊」這是我留學地點的教授擅長的黑色幽默，不過這卻不僅僅是一個笑話。

出身B級演員的總統

一九一一年，隆納・雷根出生於伊利諾州的一個鄉下地方坦皮科，是一個鞋店的次男。大學畢業後，他到地方電台擔任播報員。做為一個體育新聞主播，他相當受到群眾歡迎。一九三七年時，他通過試鏡，成為了一個電影演員，總共拍了五十四部好萊塢電影，但實在很難說他是一位英俊的A級一線演員。他甚至曾經和黑猩猩演過對手戲。在成為總統後，重看一遍當時的電影橋段，還曾說過「那個轉動時鐘的是我喔」。

一九八五年製作的科幻電影《回到未來》中，有一幕是藉由時空旅行回到一九五五年，主角被問到「未來的總統是誰？」的時候，回答「雷根」，卻引來了眾人大笑。一九五五年的雷根還是個B級電影的蹩腳演員。

然而，雷根的另一個身分是美國演員協會的主席，從一九四七年起，他擔任了八年的主席，擁有一定的政治能力。一九五〇年代初期的美國籠罩在麥卡錫主義之下，共產主義遭嚴重打壓，那時的他也跟隨這波潮流，染上了強烈的保守主義色彩。之後雷根成為共和黨員，一九六六年當選為加州州長。他以「強大而富有的美國」為口號，在一九八〇年時，以史上最年長的六十九歲之姿，當選為第四十任美國總統。就像人人稱羨的美國夢一樣。

總統的健康問題

或許是因為醫學的發展，又或是進入了資訊公開的時代，也許是自己的個性使然，在雷根還是總統的時候，媒體便時常報導他的健康問題，引來許多關注。就職後三個月，雷根總統被一名精神異常者槍擊，並接受手術，取出離心臟非常近的子彈。

由於總統是否可能會在無意識的情況下，按下核子武器的發射按鈕，故總統的健康除了是醫學問題之外，也是個很棘手的管理問題。之後，雷根又分別在一九八五年及一九八七年接受大腸癌及攝護腺肥大的手術，另外也接受了鼻子的皮膚癌切除手術。

話雖如此，他卻能夠毫不猶豫地貫徹自己的政策，實施大型減稅方案，活化經濟，在冷戰時期勝過「邪惡帝國蘇聯」，為冷戰畫下句點，順利於一九八九年一月時，結束了共八年、兩個任期的總統職位。

半年後，七月四日，卸下肩上重擔的雷根與南茜夫人一起前往墨西哥度假。但不幸的是，雷根意外墜馬，頭部遭受重擊，暫時失去了意識。數天後經頭部電腦斷層掃描顯示，硬膜下有少量出血，但醫務人員判斷沒有動手術的必要。硬膜是覆蓋腦部的三層腦膜中，最外層的腦膜。然而九月上旬，雷根在梅奧醫院照的電腦斷層掃描卻出現了明顯的硬膜下出血，而且壓迫到了右前額葉，故馬上進行了血腫清除手術。梅奧醫院位於明尼蘇達州，是一間足以代表美國醫學的醫學中心。

慢性硬膜下血腫常在老年人受到頭部外傷後的數週內發病，會出現頭痛或失智等症狀。強烈衝擊會導致腦部表面的細小靜脈斷裂，產生血腫並壓迫到腦部。像雷根這樣，如果能在發現後馬上動手術，失智程度會變得比較輕微。但如果發現得太晚，血腫壓迫到腦幹，會麻痺呼吸中樞，造成意識障礙，甚至導致死亡。在電腦斷層掃描出現以前，不容易發現這種狀況，許多老年人便是在這個原因之下死亡。

夕陽下的槍手

一九九四年十一月，八十三歲的雷根發表了一份聲明，表示自己有阿茲海默症，震驚了全世界。聲明中提到，他接受這樣的診斷結果，並與夫人、家人一起對抗這個疾病。他十分感謝承受了莫大痛苦的夫人，以及願意選擇他做為總統的美國國民。最後他用以下的話做結論。

「現在的我，正要啟程踏上人生的日暮之旅。但我知道，在這之後，美國將可迎來如往常般美好的黎明。」

他就像是慢慢走向夕陽，瀰漫著西部片般的英雄主義色彩，逐漸離我們而去的快槍手。後來他的親筆信公諸於世，信中一行行的文字卻歪斜得相當厲害，越往下寫越嚴重。這顯示他有空間認識障礙，是阿茲海默症的症狀之一。

當然，在這之前雷根就有這樣的症狀了。從一九九二年起，他的健忘程度就已相當嚴重。一九九四年二月，他久違地造訪華盛頓，參加八十三歲生日宴會。卻認不出長年來負責他護衛工作的特勤人員是誰，連夫人都嚇了一跳。當晚，雷根在英國前首相柴契爾夫人為首的兩千五百名宴會賓客前發表演說。演說開始時，雷根就像是開啟了某個開關，流暢、無停頓地順利演說完畢。然而在宴會結束後，他又回到原本的痴呆狀態。

一九九七年，雷根八十六歲生日時的照片中，這位前總統的左手綁著氣球，有人說他給人的感覺像是小孩子一樣。

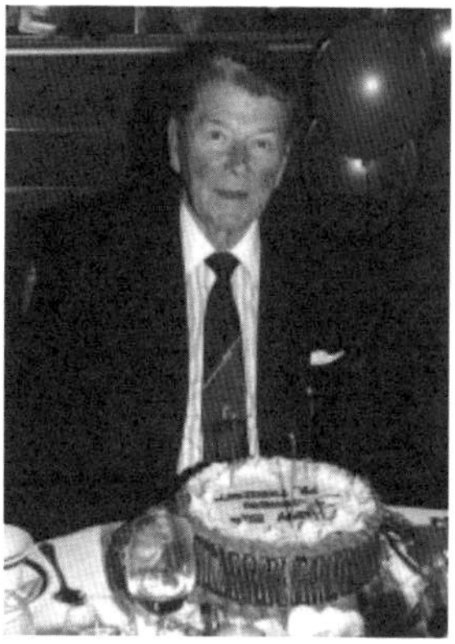

八十六歲生日的雷根前總統

雷根總統，或者說他的夫人南茜・雷根女士，與美國阿茲海默症協會共同設立了「隆納&南茜・雷根研究所」，專注於這種疾病的研究。在此之後，有關雷根的消息只剩下零碎的報導。

二〇〇四年六月，雷根因肺炎而死亡，享年九十三歲。當時是歷任美國總統中，活到最老的一位。

阿茲海默症

一九七五年左右，我剛成為一位神經內科醫師。那時阿茲海默症仍被認為是一個很少見的疾病。一九〇六年時，德國愛羅斯・阿茲海默博士（Alois Alzheimer）提出了早發性失智症（年輕型失智症）。這種疾病的患者從五十歲左右開始，智力便會開始下降，腦部出現纖維化與老年斑等異狀，被認為是一種特殊疾病。另一方面，像雷根老了以後才出現智力下降的狀況，則被視為理所當然。但如果仔細研究這些人的狀況，會發現他們的身體也會出現阿茲海默博士的報告中所提到的變化，於是人們便發明了阿茲海默型老年痴呆症這個相當特別的疾病名稱。現在的醫學界把它們當成同一種疾病，只是發病年齡不同而已。

目前我們仍不曉得阿茲海默症的致病原因，也沒有任何醫治方法，目前最好的應對方式只能延緩發病的時程而已。

罹患失智症的總統？

那麼，問題在於，雷根總統在職時期是否仍保有一定的認知能力。留學地點的教授說，雷根的阿茲海默症是在他第二任期內發病的。那時他偶爾會有健忘的情形，白宮會議時常打瞌睡，還會出現跟不上會議內容的狀況。即使如此，他在眾人面前的演講仍保持著一貫的風範。當時負責總統健康的人後來曾提到，總統有輕度認知障礙（MCI）。

輕度認知障礙的患者可以清楚知道自己有記憶障礙。客觀來說，雖然確實有記憶障礙，但不會對生活造成困擾，亦無失智症的症狀。不少來醫院的患者會說「感覺自己最近一直忘東忘西的」，但其實大部分的人都沒有問題。不過，輕度認知障礙的患者中，也有人的健忘程度越來越嚴重，最後形成阿茲海默症。

說不定，就是因為雷根沒辦法進行更深刻的思考，反而因此使總統當得更為順利。他一直稱呼蘇聯為「邪惡帝國」，不過在他開始對戈巴契夫抱有善意後，便成為白宮政權內唯一的支持者，最後順利迎來冷戰的勝利。這段期間內，輕度認知障礙或許也帶給他了英雄般的勝利感。

除了雷根之外，還有不少組織的最高負責人罹患了神經疾病，並對個人智力、精神造成嚴重影響。已知包含希特勒、布里茲涅夫、列寧、邱吉爾、毛澤東，想必還有許多未公開的案例。這些政治家的決策關係著一國國民的命運，甚至掌握了全世界人們的命運，我們究竟該如何確認他們是否罹患疾病呢？

4 元首顫抖的手

官邸遺跡

在德國柏林街頭，到處都可以看到沉重的歷史刻痕。在第二次世界大戰末期，柏林的中心部被徹底破壞之前，位於最著名的林登大道南端，有一個大型紅色大理石建築，那是希特勒的元首官邸。如今這裡則豎立著數百個黑色墓碑長方體，以紀念猶太人大屠殺的犧牲者。元首度過最後日子的地堡，現在則變成了毫無生氣的停車場。或許這裡就是士兵們夢的遺跡吧，雖然是惡夢。

希特勒青年團的閱兵儀式

一九四五年四月二十日，這天是希特勒的生日，元首官邸的庭院內舉行了希特勒青年團的閱兵儀式。我第一次在電影紀錄片中看到這段場景時，就注意到元首的手在顫抖，因此懷疑他可能得了帕金森氏症。這種疾病會讓人手腳顫抖、動作遲鈍，並產生各種運動障礙，是一種神

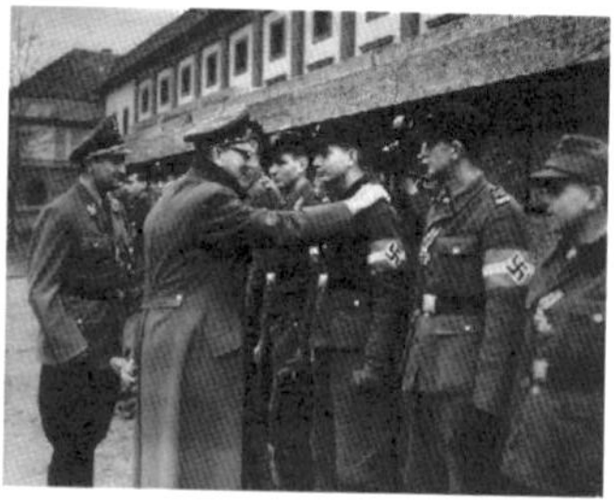

青年團進行閱兵儀式的希特勒

放在腰後的左手正在顫抖，一九四五年四月二十日，攝於柏林的元首官邸前。

經疾病。

影片中街道上杳無人煙，到處散落著瓦礫，一隊隊穿著軍服的人在路上前進。立起衣領的希特勒稍微有些駝背，他把左手放在背後，步履蹣跚地出現在大家眼前。青年團士兵向他敬禮時，表情也顯得相當黯淡。希特勒過去的剽悍形象已完全消失，實在看不出來是一個正值壯年的五十六歲男人。雖然只有一瞬間，但影像確實有照到身後的左手。他的左手手掌彎曲，而且一直不穩定地顫抖著，一秒大概會抖四次，和我平時接觸到的帕金森氏症患者情況大致相符。

證言

希特勒在一九四二年，五十二歲時，左手便出現顫抖，身體也逐漸出現各種行動障礙、步行異常的狀況。雖然大部分的新聞影片中，會利用攝影角度或其他偽裝方式，讓觀眾看不出元首的狀況，但幾個漏網鏡頭卻藏不住這些變化。戰時留在巴黎的日本商業人士，看到一九四三年的新聞影片時，曾有過以下的描述。

「德軍明明在戰場上節節敗退，新聞卻說的像是快贏的樣子，實在是很有趣。……當我看到螢幕上的希特勒時嚇了一跳。他不只駝背，還有些跛腳，走起路來像個老人一樣，姿勢簡直可說是個廢人。」

希特勒的主治醫師特奧多爾・莫雷爾（Theodor Morell）雖然有注意到元首手部的顫抖，但似乎不怎麼在意步行障礙和動作障礙的樣子。他沒診斷為帕金森氏症，但說不定他根本就不知道這個疾病。不過也有人說，在主治醫師進行診斷時，希特勒表現出來的症狀明顯和平時不同。

證言希特勒患有帕金森氏症的專家只有一人，那就是曾參與了T4行動（請參考後面的章節「動物園大街4號」）的柏林大學精神科教授，德克里斯。戰後他被拘留於戰犯的監牢內，他在自殺前，曾向陸軍參謀總長古德林（Guderian）大將軍陳述這件事。

暗殺未遂

德國在希特勒的統治下，是一個悲慘的納粹世界。他利用欺騙與暴力，破壞民主主義，奪取政權，並在各種背信與恫嚇的行為下，吞併了周圍各國，進而引起世界大戰。另外，他也對人民進行各種人性的壓迫，包括屠殺猶太人。過去曾培育出歌德與貝多芬的德國國民，選擇支持、服從希特勒。不過，其中也有人想打倒希特勒。

一九四四年七月二十日，東普魯士（現在的波蘭）拉斯滕堡（Rastenburg）的元首指揮部發生了一起爆炸。德意志國防軍軍官以打倒納粹政權為目的，企圖暗殺希特勒。列席作戰會議的馮・史陶芬堡（von Stauffenberg）上校將裝有炸藥的公事包放在桌子底下，便離開了會議室。不過，另一個軍官卻在偶然之下，將這個公事包移動到離希特勒很遠的地方。炸彈爆炸導致四人死亡，希特勒卻只受到了輕傷，暗殺失敗。

同時，德意志國防軍在柏林亦發動「女武神行動」，想要奪取政權，卻因為接電話時另一頭傳來希特勒的聲音，使軍官們的叛變決心有些動搖，只能放棄。巴黎的國防軍雖然已開始執行親衛隊的武裝解除工作，但在聽到深夜時廣播中希特勒的聲音後，情況也大幅逆轉。於是，政變失敗，史陶芬堡上校立即被槍決，近三千人都被處死。

帕金森氏症的暫時緩解

一九四四年七月二十日下午十二點四十二分，炸彈於作戰會議室爆炸。建築物看起來就像是被十五公分的砲彈直接擊中，受損嚴重，但死者卻比想像中得少。希特勒被救出來時，褲子破裂，右手無法出力，自然下垂。記錄中這樣描述希特勒的受傷情況：「右手肘與膝蓋內側出

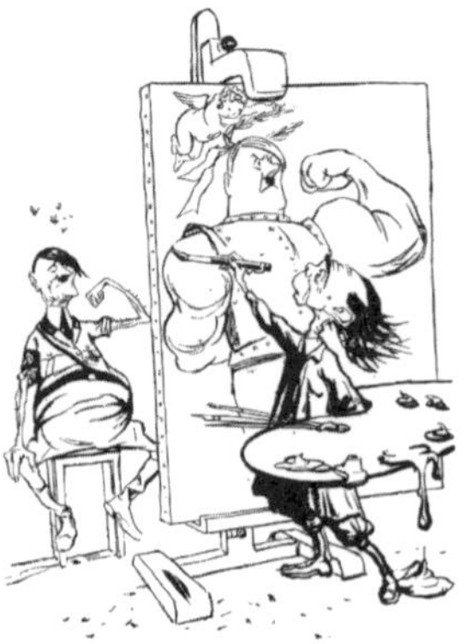

描繪希特勒虛構形象的戈培爾（《Goebbels》1943）

血、背部出血、輕度燒傷、左手被木片割傷、左耳膜破裂。」

接受簡單治療、右手還包著繃帶的希特勒，甚至還到車站迎接從北義大利前來的墨索里尼。照片記錄中，那時明明是夏天，他卻穿著軍服。

有人說，事件過後，希特勒的顫抖情況便消失了。他對身旁的人們這麼說。「經過這一擊，我的神經症狀幾乎都消失了，這真是個奇蹟。現在如果會議開太久，我的腳還是會微微顫抖，不過和以前比起來已經好多了。以前就算是睡覺，我的腳也抖得很厲害。這種顫抖的情況在這一擊後旋即消失。雖說如此，我並不認為這是治療此症狀的正確方式。」

希特勒認為這是上天所賜予的奇蹟，因此行為變得越來越像是個暴君。

然而，手腳的顫抖卻沒有消失。九月十五日時，他感嘆道「在我一陣興奮之後，手腳又開始顫抖了。特別是坐著的時候，手腳抖得相當嚴重」。在軍需部長史佩爾（Speer）與參謀總長古德林的回憶錄中，這段期間的顫抖情形與步行障礙相當明顯。為了緩和這些症狀，希特勒開始服用古柯鹼，身體漸漸出現黃疸症狀，還動了聲帶息肉手術。到了秋天，希特勒的健康狀況大幅惡化。

一九四四年十二月，面對佔優勢的英美盟軍，德軍唯一起死回生的機會就是「突出部之役」，或稱亞爾丁戰役。這場戰役開戰前，希特勒因為緊張，使手部顫抖變得更為嚴重，也因為興奮而來回踱步。此時精神上的興奮，似乎使他的行動障礙有所減輕。然而德軍逆轉攻勢失敗，在此之後，希特勒便帶著顫抖的雙手與嚴重的跛腳，待在柏林元首官邸的地堡內，直到最後一刻。

反常性運動失能症

像希特勒這樣，碰到七月二十日這樣大事件後，帕金森氏症的症狀減輕許多的情況，在半個世紀後的日本也曾出現過一些例子。

一九九五年一月十七日，日本阪神大地震（又稱阪神淡路地震）中，因停電使許多神經重症病患的人工呼吸器停止運作，病患家屬只能在接下來的數日內，必需持續按壓人工急救甦醒球。帕金森氏症的病患也因為精神上的衝擊與中斷服藥，使身體發高燒，或產生其他惡性症候群，導致病患死亡。

不過，其中有些人卻病況反而好轉。在一案例中，一位症狀嚴重的五十九歲女性，在地震發生後，覺得自己突然恢復了正常。不僅活動身體時敏捷許多，搬水桶時也可以輕鬆搬到很遠的地方。不過在過了四週之後，身體恢復原樣。此外，調查顯示，在地震的兩週後，有百分之二十的病人覺得病況好轉；四週後，也有百分之十二的病人有同樣的感覺。

我剛開始在神經內科學習的時候，曾聽前輩醫師說「帕金森氏症的患者家中發生火災時，有可能突然會從床上跳起來，飛奔逃出屋外」。

這種原本不太能活動的帕金森氏症患者，突然可以順暢行動的現象，又稱作反常性運動失能症（paradoxical akinesia）。或許在東日本大地震時，災區的數百名帕金森氏症患者中，也有人因為反常性運動失能症而倖免於難吧。

布魯諾・岡茨

二〇〇四年，德國電影界打破禁忌，讓電影《帝國毀滅》上映。片中重現了一九四五年四月二十日時，在元首官邸庭院的場景。希特勒駝著背走路，顫抖的左手則放在身後。演技相當逼真，不愧是著名演員布魯諾・岡茨（Bruno Ganz）。這部電影改編自希特勒私人秘書的回憶錄，回憶錄中記錄了不少希特勒說過的話。

「我的肉體已經沒有辦法再戰鬥了。我的手抖到連手槍都握不住。」

秘書另外還寫下，「他說的是真的。他總是用那抖動不停的手握著叉子，花上很大的力氣才把食物送入口中；起身時也相當費勁；走路的時候，腳總是一跛一跛的」。而最後希特勒就是用手槍自殺的。

柏林的鬧區，庫達姆大街（Kurfürstendamm）正中央，現在仍殘存著一棟搖搖欲墜的教會廢墟。這是一九四三年的空襲中被破壞的威廉皇帝紀念教堂。位於鬧區中心的教堂毀損的模樣，無時無刻提醒民眾戰爭的恐怖，無論如何都不應該發起戰爭。要是東京也能夠保留一個因戰爭而受損的建築物就好了。

5 動物園大街4號——殘障者安樂死計劃

蒂爾加滕

德國柏林的中央地區，草木叢生的蒂爾加滕公園（Tiergarten）森林中，有一座十九世紀豎立的勝利紀念碑，上面放著一個金色女神像，紅色大理石的基座，還留著一九四五年春天，柏林攻防戰時留下的無數彈痕。柏林愛樂廳與美術館就坐落在森林旁，而附近一個小角落的地板上，鑲嵌著一小塊金屬板，這裡就是蒂爾加滕街4號（Tiergartenstraße 4，德文是動物園），也就是「T4行動」的指揮部。

T4行動

一九三九年九月一日，第二次世界大戰剛開戰時，家中有安養嚴重身心障礙兒童的德國家庭，皆收到了一封寫有「您的孩子在接受更進一步治療時，突然死亡」的信件。死因可能是肺炎、流行性感冒、低血壓、脊髓炎等各種症狀。甚至有人明明在十年前就已經做過闌尾炎手

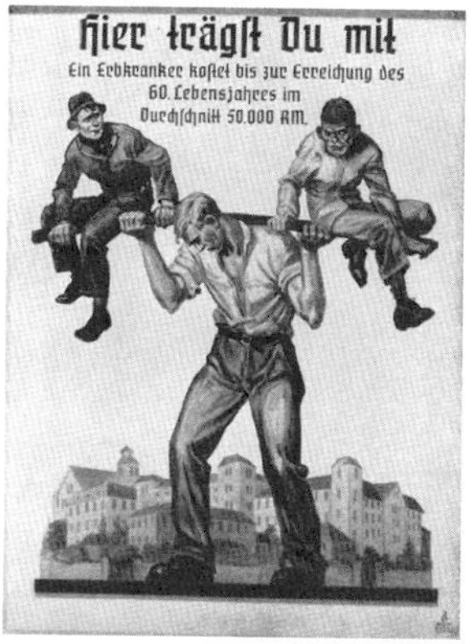
Hier trägst Du mit
Ein Erbkranker kostet bis zur Erreichung des
60. Lebensjahres im
Durchschnitt 50.000 RM.

強調身心障礙者會成為國家負擔的納粹海報

術，卻收到因為闌尾炎而死亡的通知。接著，這些家庭還收到了由「公益患者運送有限公司」寄來的骨灰罈與患者運送費用的請款單。

開戰當日，希特勒便發出命令，指定適合的醫師，讓他們能「在嚴格的醫學判斷下，將被判定為無法治癒的患者安樂死」。

在此之前，「帝國治療照護設施委員會」這個組織便已向醫院或各種照護設施，要求身心障礙者與重症患者的健康報告。「以學術方式掌握基因型重症疾病患者之帝國委員會」再審查這些個人健康報告，選擇應施行安樂死的患者。一位審查員需在毫無診療的情況下，便在半個月內審查兩千人份以上的健康報告，可見這個審查過程實在是相當粗糙。

而納粹政權將精神障礙、難治型癲癇、失智性老人、帕金森氏症、腦腫瘤、末期結核病患者等，皆視為「無價值生命」，需進行安樂死。而負責執行安樂死的「帝國精神醫院事業團體」，有著一個看似正常的名稱，其本部就位於前面提到的地址，並將這個計畫稱作T4行動。在「動物園」這個充滿童趣的街道名稱上，進行內容如此恐怖的計畫，由此可以想見納粹的冷血。

於是，灰色巴士巡迴各身心障礙與精神疾病患者的醫院或照護設施，集體把患者送到指定地點。通常是會利用德國小城市郊外的古城改裝成特殊設施，將患者運送到這裡後，會接受醫師們的「最終醫學援助」。可能是皮下注射的藥物，或者是一氧化碳的氣體殺害，受到非人道對待。

有些患者不想被帶走，說著詛咒希特勒的話，同時抵抗相關人員的捕捉。這些場景被市民們看在眼裡，造成社會輿論。在阿布斯貝格城市內，市民們試圖阻止相關人員帶走修道院內的患者，進而引起了暴動。基督教會的聖職者們也公開譴責這項行為。戰爭當下，害怕國內動亂進一步擴大的納粹政權，在一九四一年時，發出停止這個計畫的指令。在此之前，已有六個地方的州立照養設施、共七萬名以上的病患遭安樂死。而且，在這之後，納粹依然秘密進行著類似的計畫，直到二次大戰結束，共有約二十萬名以上的病患遭安樂死。據傳，另外有不少病患是在不怎麼「安樂」的情況下死亡的。

醫療的戰爭動員

Ｔ４行動的目的在於清算「無價值生命」。這項行動動員了負責醫療與照護病患的醫師與護理師，迫使他們將醫院與照護設施，改裝成用來照顧戰爭傷兵的醫院。機械性流程的殺人方法，後來也用在奧斯威辛集中營等猶太人大屠殺的執行地點。

T4行動中，有三百五十名醫師參與，他們為病患進行安樂死、人體實驗，從病患身上任意蒐集研究材料，都是違反醫學倫理的行為。一個個犧牲後的神經疾病患者大腦，送到著名的病理學者哈拉弗點（Hallervorden）研究室中。戰後，在紐倫堡舉行的戰爭法庭中，有不少醫師遭舉發，使德國醫學界留下了深刻的傷痕。

日本小說家北杜夫於一九六〇年以《夜與霧的角落》獲得芥川獎。他以T4行動中（小說中稱作「夜與霧作戰」）搞得一團混亂的精神病院，以及裡面的醫師為題材，寫成這部小說。北杜夫另一系列作品《曼波魚大夫》是一種輕快灑脫的筆調，相較之下《夜與霧的角落》顯得沉重許多。當時還是醫學生的我，在讀到這本書時也曾經煩惱過，做為一位醫師，當我處於這樣的情況下時，會怎麼做呢？

幸運的是，T4行動的思想並沒有進入日本。第二次世界大戰中，雖然日本和德國是同盟，日本卻沒有用這種方法，粗暴奪去病患的性命。

身心障礙者的醫療

神經內科所醫療的對象，包括帕金森氏症、肌萎縮側索硬化症（ALS）、肌肉萎縮症等神經重症患者。其中一些疾病的病患都會被當成T4行動處理的對象，實在是太可怕了。

昭和三十九年（一九六四年），日本國立醫療機構首次針對身心障礙者進行政策性醫療，第一個針對的病症就是肌肉萎縮症。遺憾的是，在這之前的患者就這麼被無視了。戰後沒過多久，一個神經內科醫師寫了以下這段話。「剛成為醫師時，曾有個罹患肌肉萎縮症的可愛男孩來看診，但中間不知為何，過了一年卻從來沒回診過，於是我特地前往他家看診，那時受到的衝擊，至今仍難以忘懷」。只是一年沒有回診，他的肌肉便萎縮得相當嚴重，脊椎骨彎曲得很厲害。他從充滿尿臭的棉被中伸出了瘦小、滿是汙垢的手，調整廣播電台頻道的樣子，讓人不忍直視。這個姿態遠遠超過了教科書的描述，是在醫院中絕對看不到的肌肉萎縮症真正樣貌。……罹患疾病的小孩沒辦法上學、到醫院看診，只能在自家休養，卻沒辦法獲得充分的照顧，常會使病患的生活品質急速下降，無法一個人完成生活中的大小事，還會併發其他症狀。

日本厚生省聽到患者家屬的願望後，在國立療養所開設了專門治療肌肉萎縮症的病房。藉由人工呼吸器療法，使病患的餘命延長了十年以上，另外也獲得了許多成果。目前，由各國立醫院機構照顧的肌肉萎縮症患者、神經相關的重症患者，以及身心障礙重症的患者數，已達到一萬六千人之多。我認為，以好好治療這些疾病的病患為目標，提供適當療養系統的社會，會是一個很棒的社會。

由日本民主黨政權所提出的制度預算再審查會議，也對日本國立醫院機構進行了預算再審查。然而審查時所討論的，並不是國立醫療機構的理念或努力方向，而是圍繞在醫院的資產價值或收益問題，就像是只想著要如何「發大財」，其他都不重要一樣。國立醫院機構的主管依照社會安全網的角度，向預算再審查會議的議員們說明醫療現況，一位議員卻如此回應。「把重症身心障礙兒童算成是國立醫院機構的住院患者，實在是件很奇怪的事。因為這些患者就只是待在那裡而已」。

那又怎麼樣呢？這些人就不需要醫療或看護了嗎？T4行動的惡夢，又再次浮現在我的腦中。

在政治上，希望人們能夠基於正確的醫療觀點與醫療倫理來看待這些事。因為，由選舉所選出來的日本議員們，正在不知不覺中用類似於T4行動的極端「排除行動」，試圖主導政策方向。

6 史達林與醫師團陰謀事件

雙面刃

從清朝開始就是醫師世家出身的李志綏，曾經是毛澤東的私人醫師，後來他流亡美國所發表的回憶錄《毛澤東的私生活》，引起了廣大討論。這位偉大的革命家不僅是個偏執狂（Paranoia），還是個獵豔家，並且罹患肌萎縮側索硬化症（ALS）。當然，這本書後來被中國政府列為禁書。而在他表示要開始寫續篇的時候，被人發現陳屍兒子家中的浴室內，死因被認為是心臟病發作，但這起事件總讓人感覺可疑，大概是我推理小說看太多了吧。

黑澤明的電影《影武者》中，武田信玄死亡時，為他把脈，確定死亡的醫師，最後被處決。對於掌權者來說，自己身邊的醫師正是一把雙面刃。

心腹之死

第二次世界大戰後，蘇維埃聯邦雖然是戰勝國，但共產黨書記長史達林所受到的各方壓力卻越來越嚴重。他將許多對政治不滿的人送到西伯利亞的收容所，強制進行個人崇拜，甚至還製作了一萬個自己的銅像。以整頓文藝風氣為名所實行的壓抑式文化政策，在醫學界也引起了相當大的反彈。

一九四八年八月三十一日，前蘇聯國務委員會議長日丹諾夫，因急性心臟衰竭而在五十二歲死亡。他曾是史達林親自指定的繼承人，可以說是心腹。

克里姆林醫院內，負責心電圖的醫師，莉迪亞・迪馬修克（Lidiya Timashuk）曾向秘密警察報告，日丹諾夫的心電圖可能有誤診情形。她在一九三九年時，以醫學生的身分，提交與史達林養生方法有關的論文，參加論文比賽，進而受到許多人的注意。不過，在充滿了菁英醫師的克里姆林醫院內，卻沒有獲得好的待遇，只拿到一個最低階的職位。可見吸收心懷不滿的人擔任諜報員，是秘密警察的常用手段。

一九五一年夏天，一位外表亮麗、能力優異，又是當時作為最新技術的心電圖說明書作者，克里姆林醫院一位猶太女醫師被逮捕了。她是迪馬修克的上司，而且迪馬修克對她抱有敵意。接下來，又有好幾名醫師也被懷疑竄改日丹諾夫的心電圖而遭逮捕。

一九五二年夏天，史達林詢問了衛生部長。「你知道為季米特洛夫和日丹諾夫診療的醫師嗎？兩個人由同一位醫師治療，卻雙雙死亡，你不覺得這很奇怪嗎？」季米特洛夫是盟友保加利亞的首相，一九四九年時，在克里姆林醫院內死亡。史達林又陸續說了數個死亡親信的名字，並說「看來不得不把那票老醫師換成年輕醫師了」。

維諾格拉多夫博士

原本史達林的猜忌心就很強，隨著年齡的增長，程度越來越嚴重，只要一有風吹草動，就會大舉肅清。他相當警戒暗殺活動，用餐前會請人試毒，坐車移動時，會配置好幾台混淆視聽用的車。在他面前，任何人都不可以把手伸入口袋，因為口袋內可能藏有凶器。

當然，他對醫師也充滿不信任感。他常說，「自然才是能勝過任何醫師的治療者」。將史達林診斷為疑似妄想症的精神科醫師，不久後因不明原因死亡。當時史達林已經超過七十歲，是一個患有嚴重高血壓的老人。史達林每年會接受弗拉迪米爾・維諾格拉多夫（**Vladimir Vinogradov**）博士診察數次。這位博士是七十歲的斯拉夫人，也是克里姆林醫院的院長，曾以蘇聯科學院會員的身分接受過四次列寧勳章，是醫學界的大人物。

博士為史達林診察之後，在病歷上寫下「病患有高血壓，故需吃特殊食物，且必須絕對保持安靜」，並將這段內容告訴了史達林的親信——貝利亞。在那個不存在有效降壓劑的年代，治療高血壓時，只能使用精神安定劑、藥草茶、並讓病患盡可能保持安靜。聽到要保持絕對安靜的史達林，以為這是要排除自己的陰謀，於是勃然大怒，並大喊「把那個醫師給我關進牢房」。不過他還是果斷地把抽了五十年的菸戒了，但這也是博士最後一次為史達林診察。

壓迫的開始

一九五二年十月中旬的第十九次共產黨大會上，史達林要求親信朗讀迪馬修克的信紙，宣布「日丹諾夫的死因是毒殺」。那時已經沒有人能夠改變最高掌權者的妄想了。

大會結束後，史達林的親信，赫魯雪夫便接受了維諾格拉多夫博士的診察。之後他成為了蘇維埃共產黨的第一書記，卻還一而再再而三地批判史達林。以下是他的回憶。

「這名醫師把聽診器放在我的胸前，仔細聽著我的心音。他真摯的醫療態度打動了我，且並不是因為我生病才受到良好的對待，讓我如沐春風。事實上我手上確實有不利於老醫師的證據，但面對這位十分關心我的健康狀況的老醫師，實在讓我很想幫助他。但我也知道，不管我怎麼嘗試說服史達林，他都不會讓他活下來。」

十一月三日，莫斯科的晚報刊載了讚揚維諾格拉多夫博士的報導。然而，十一月十日發行的《臨床醫學》中，博士的名字卻從編輯委員的名單中被拿掉，還刊登了迪馬修克所寫的與心肌梗塞有關的論文。可見醫學界確實發生了什麼事。

醫師團陰謀事件

十一月九日，曾為史達林私人醫師的維諾格拉多夫博士被當成英國的間諜，以刻意誤診共產黨與其他政府高官的罪名被逮捕。另外還陸續逮捕了許多醫師。史達林指示「在他們認罪以前，不停地給我打，打到他們認罪為止」。不只是字面上的拳打腳踢，還會注射自白劑——東莨菪鹼（**Scopolamine**），或者以電擊等各種方法進行拷問。多數醫師無法承受拷問，就承認自己是錫安主義的爪牙，故意殺死了日丹諾夫。

十二月一日政治局的會議中，史達林的演說內容如下。「不管是哪個猶太民族主義者，都是美國情報機關的爪牙。美國對他們來說是恩人。其中，醫師裡面更有許多猶太人。」在國家內的二十一萬五千名醫師中，猶太人佔了六分之一。

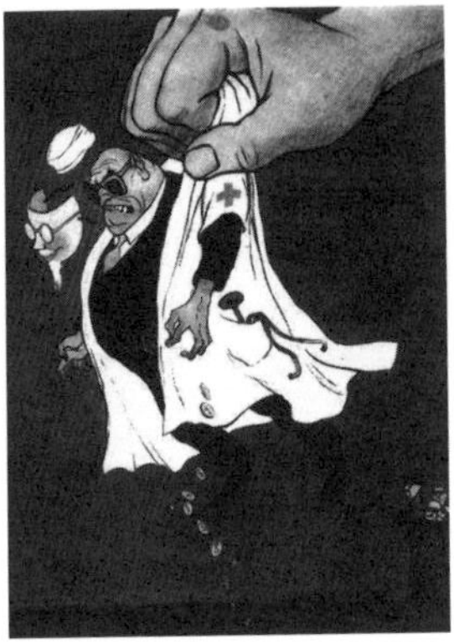

「抓出邪惡的醫生們」
（《Goebbels》1953 年）

隔天，也就是一九五三年一月十三日，蘇維埃聯邦共產黨黨報，真理報在頭版大大地寫出「戴著醫學學者面具的卑劣間諜與兇手」這樣的標題，報導了醫師團陰謀事件的來龍去脈。

「由塔斯社（國營）的報導，今天這些從事殘害性命工作的醫師們已被逮捕。情報機關在不久前發現了這些恐怖分子集團，他們的目的是藉由醫學工作，奪走蘇維埃聯邦政府核心人員的性命。搜查結果顯示，這些恐怖分子集團會先設法取得患者的信賴，再心懷惡意地給予錯誤的診斷，使病患接受有害健康的治療，最後死亡。……殺害名單中，還包括了我們的同志日丹諾夫……。犯人們在同志日丹諾夫重病時，故意隱瞞他有心肌梗塞的情形，並且還開立會使病情惡化的處方，導致同志的死亡。犯人們承認了這點。……他們是與美國情報機關有聯繫的錫安主義者。」

猶太人壓迫計畫

一月二十日，迪馬修克女醫師，以「舉發暗殺醫師」的功績獲得了列寧勳章。次月，真理報讚賞她是「擁有使命感，與祖國的敵人、著名醫師團戰鬥的白袍女醫」，並刊登了她的信紙。其他媒體也口徑一致地跟隨報導這件事。一時之間，邪惡醫師與錫安主義等字眼充斥在排擠猶太人的報導與社論上。

史達林進行了與希特勒相似的猶太人壓迫計畫。後來的調查指出，史達林用運送家畜的貨車，把這些醫師送到西伯利亞，並準備了許多收容所來關押這些人。

腦梗塞的重要人物

一九五三年的三月初，訊問官向關押中的病理學家拉帕波特（Rappoport）博士問道「有一位重要人物因腦梗塞而倒下，你能不能推薦幾個專家來看看呢？」拉帕波特便舉出了以維諾格拉多夫為首的七、八個名字，於是這些人都被帶走。

這位腦梗塞的重要人物就是史達林。三月二日，有人發現他在別墅的客廳內，右半側麻痺、無法說話。看到這一幕的史達林女兒斯韋特蘭娜（Svetlana）在回憶錄中寫道「在爸爸倒臥的大房間內，聚集了非常多的人，有不少第一次見到這名患者的醫師表現出慌張、忙亂的樣子」。原本的主治醫師被捕下獄，而緊急召集過來的醫師用水蛭吸病人的血、讓病人吸入氧氣、喝下含薄荷成分與咖啡因的藥物。其中看起來真正像是在治療的舉動，大概只有使用治療肺炎時會用到的盤尼西林而已。三月五日時，史達林以七十四歲的年齡死亡，解剖後，確認左腦有出血狀況。

大團圓

四月三日，迪馬修克所獲得的列寧勳章，因「後來發現事實的真相」而被取消。四月四日，真理報刊出了以下的內容。「蘇維埃聯邦內政部，重新慎重調查了針對蘇維埃政府官員的殺害工作、告發間諜、恐怖活動等醫師團陰謀事件之相關資料。調查結果發現，這起事件中因被告發而被逮捕的醫師們，是前任調查機關的負責人在沒有任何法律根據下所進行的不當逮捕。」

之前被捕的醫師們得到釋放，然而已有好幾名醫師在獄中死亡，另外，也有不少人因拷問而留下了精神創傷，無時無刻都在侵蝕著他們的身心。

在史達林死亡的同時，只存在於他腦中的醫師事件與猶太人流放政策，也隨著煙消雲散。

第II部

近代日本史的轉折點

1 明治天皇與腳氣病醫院

昭和四十年（一九六五年）以前，東京神田錦橋附近是一個充滿傳統氣息的街區。若乘坐都電車，也就是路面電車，穿過二手書街，在神保町十字路口往竹橋的方向轉彎，就像進入另一個世界一樣。道路兩側有救世軍本部、學士會館、一橋講堂、如水會館等磚瓦砌成的莊嚴建物。看到這些建物，就像是回到了過去的世界。雖然現在幾乎都已改建成近代式的建築，但學士會館卻仍保持著磚瓦建築的模樣，帶著一絲古風，隱含著來自過去的氣息。明治初年的文明開化時代，這裡設立了各式各樣的學校與醫院。其中也包括了明治天皇「為了國民疾病」而設立的府立腳氣病醫院。

京都御所的天皇

明治十年（一八七七年），新政府還在與薩摩軍進行西南戰爭，二十四歲的明治天皇則待在京都御所內。一月四日時他開始騎馬，從四月到七月，每天午後他都花費時間在馬術上（引用自《明治天皇紀》）。故幾乎沒花什麼心力在政務、學習上，因此臣子們紛紛提出建言。之所以會這樣，或許是因為天皇所信任的西鄉隆盛居然會參與反叛行動，讓天皇相當憂鬱吧。

七月一日，這天相當炎熱，溫度達攝氏三十五度。七月五日時，暑氣的威力又更強了。但即使如此，天皇仍在午後練習著馬術，沒有荒廢。自六月下旬起，他便常常在睡眠時因腳部抽筋而起床。到了七月十二日時，他的左腳出現浮腫情況。因為有尿量減少的情況，故御醫懷疑可能是腎臟病，不過在十六日時檢查腎臟並沒有任何不正常的狀況，而確定是腳氣病。

不過，以今日的醫學觀點來看，只由這些敘述，仍沒有辦法斷定這是腳氣病。明治天皇討厭醫師，很少給他們診察，也不曾主動告訴他們身體的異常狀況，直到病況越來越嚴重時，御醫才注意到這件事。腳氣病在這個時代是很常見的疾病，特別常發生在富貴人家之間。想必明治天皇很多症狀或主訴並沒記錄在《明治天皇紀》吧。

和宮之死

在西南戰爭即將結束時，天皇從神戶上船，約在七月三十日時抵達東京。沒過多久，八月七日時，和宮（靜寬院宮）親子內親王便為了治療腳氣病而前往箱根。和宮是明治天皇的父親——孝明天皇的異母妹妹，做為*公武合體的象徵，下嫁至德川家，是一位悲劇女主角。然而，

---

*註：日本江戶時代後期的一種政治理論，主旨是聯合朝廷（公家）和幕府（武家）改造幕府權力。

不管是移地療養，還是派遣御醫前往治療都沒有用，八月三十一日，和宮的水腫更加嚴重，出現衝心，也就是心臟衰竭的徵候，九月二日便離開了人世。順帶一提，她的丈夫，第十四代將軍——德川家茂的死因，就是腳氣衝心。

天皇回到東京後，腳氣病並沒有真正痊癒，狀況時好時壞，過了十個月之後才完全治癒。這段期間內，從長崎傳出的霍亂病蔓延至全國，在流行減退前，共造成了八千零二十人死亡。

與其建離宮，不如建醫院

明治十一年（一八七八年）四月一日，右大臣岩倉具視上奏，請求天皇建設離宮。當時，人們認為治療腳氣病最好的治療方式是移地療養。然而，天皇卻拒絕了他的提議，並回覆以下的話。「腳氣病是全國人民都可能得到的疾病，不是朕一個人的病。移地療養對朕來說固然簡單，但卻不是全國人民都有辦法移地療養。因此，為了全國人民，請把這筆錢花在發展其他有助於預防腳氣病的方法」。於是，四月二十三日時，東京府便撥了兩萬日圓供做腳氣病醫院的設立費用，並於七月一日開院。

天皇又說「我聽說該疾病並不存在於西洋各國，只出現在本國內，看來會罹患上這種疾病，應該是因為我們以米飯為主食。朕聽說，漢醫遠田澄庵曾說過，要治療這種疾病，需先停止食用米飯，改吃紅豆與麥，這應該有其道理」。對照後來醫學界所知道的腳氣病原因，這段話可說是別有深意。遠田澄庵是一位坊間的腳氣病名醫。

腳氣病

如其名所示，腳氣病是與腳有關的疾病。在三、四世紀時的中國晉代就已出現了這個字。而在往前追溯一千年的周代，也有腳氣病症狀的相關紀載。平安時代的《枕草子》、《源氏物語》也曾出現過「腳之氣」這個疾病名稱。病患的下肢會有感覺遲鈍、無力的狀況，並會出現步行障礙。如果有浮腫現象的話就是濕式腳氣，反之沒有的話就是乾式腳氣。後者可能還會伴隨著末梢神經障礙或脊髓疾病的症狀。

進入德川時代以後，江戶（現東京）人民改以白米為主食，使得平民中出現腳氣症狀、下肢神經障礙的人越來越多。從其他地方來到江戶的武士，在江戶住上一陣子之後，也會出現這種症狀。不過，如果改變飲食習慣，改以原本故鄉含有其他雜糧的食物為主食，就能恢復正常了，因此這又被稱作「江戶病」。這是和吃不起白米的庶民無關的富貴病，只有將軍等富貴人家才有可能會得到此病。

腳氣病在英語中稱作 beriberi，語源來自斯里蘭卡語——僧伽羅語，為「衰弱」之意。常

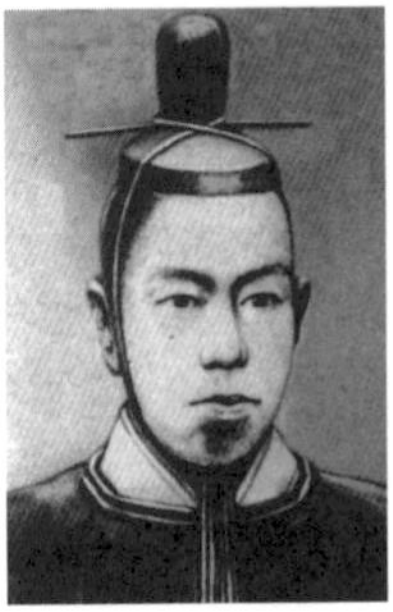

年輕的明治天皇

見於以白米為主食的亞洲區域，以及以塊根塊莖、木薯為主食的中南美洲熱帶區域，被當成地方性疾病。

做為國民病的專門治療設施，明治時期的腳氣病醫院獲得了好評，有許多人前來看診。住院的患者被分為五個區域，並依照治療方式，分成漢方醫與西醫，在不同醫療方法下進行醫療成績的競賽。

兩百三十八位病患中，有一百五十九人完全康復出院，治癒率達66.8％。不同區域的治癒率有不小的差異，從54.6％到84.4％都有。其中，漢方醫的表現較好。不過漢方醫把治療方式視為機密，沒有對大眾公開，獲得的評價反而比較低，腳氣病醫院在明治十五年五月三日結束。

麥飯預防

關於腳氣病的原因，在不久後出現了彼此對立的海軍營養觀點，與陸軍及東大的腳氣菌觀點。一直等到二十世紀以後，醫學界才確定腳氣病的原因是缺乏維生素B_1。

明治天皇在此之後仍出現了幾次腳氣病的症狀。明治十六年十月時又有人上奏，認為天皇有移地療養的必要。這次天皇沒有反對，底下的臣子馬上在箱根建造了離宮，以及在日光等地方建造御用宅邸。

十一月二十九日，天皇召見了海軍腳氣病調查委員兼海軍軍醫總監的高木兼寛。當時，長期航海的戰艦上，有多達三分之一的船員罹患了腳氣病，使戰鬥力明顯下降。高木則上奏說道，他曾讓只吃白米的軍艦與只吃麥飯（粗糧）的軍艦出航，後來發現只吃麥飯的軍艦上，船員們都沒有得到腳氣病，可見麥飯對腳氣病相當有效。自此之後，《明治天皇紀》中就不再出現與腳氣病有關的敘述。

陸軍中樞並不接受這個觀點，不過卻有某些部隊自行採用了這個策略。大阪鎮台（之後的第四師團）已在明治十一年時，讓士兵們開始吃麥飯，雖然士兵們很不情願，但腳氣病的情況確實大為減少。他們觀察到，在環境惡劣的拘留所內生活的受刑者，幾乎都不會有腳氣病的問題。他們認為這是因為受刑者們吃的是加了麥的牢飯。自此之後，幾乎所有部隊都改吃麥飯。

然而，在外地打仗的部隊，其補給是由中央負責。當時中央只提供白米給外地的士兵們，使日俄戰爭中，因病死亡的士兵佔了三分之一。雖說如此，包括森鷗外在內的陸軍軍醫部態度仍相當強硬。之所以會演變成如此，牽扯了各式各樣的原因，像是陸海軍間的對抗意識、學閥、德國醫學與英國醫學、細菌學飛躍性發展的背景等。

另外，在我所任職醫院的隔壁町，三重縣的菰野町，當時曾舉行過日本首次的虛弱者教育。明治二十二年（一八八九年），位於港口的三重縣尋常師範學校（現在的三重大學教育學部）共有一百一十六名學生，其中有七十多人，也就是60％左右得到了腳氣病，於是他們被送到菰野養病。三十多天後，他們的身體便陸續好轉，到了年末便幾乎恢復原狀。這毫無疑問是糙米與麥飯等鄉下粗食的功勞。

維生素B_1

明治四十三年（一九一〇年），鈴木梅太郎發現了Oryzanin，也就是維生素B_1。當米或其他碳水化合物被分解成葡萄糖之後，某些酵素可以更有效率地將其轉換成能量，而維生素B_1則可幫助這些酵素作用，對人類來說，是一種相當重要的營養素。

急性維生素B_1缺乏會產生意識障礙、幻覺，並因運動失調使步行不穩，還會造成腦功能障礙（韋尼克式氏腦病變）。而長期缺乏維生素B_1會使末梢神經反應變差，感覺變得遲鈍，腳部無法出力，難以步行，造成腳氣病。另外，還會使末梢血管擴張，使心臟輸出的血量過多，導致心臟衰竭。這就是人們過去所謂的腳氣衝心之惡性症狀。

人體在分解葡萄糖，產生能量的時候，需要消耗維生素B_1。故如果攝取大量碳水化合物，或者進行激烈運動後，便容易使腳氣病症狀發作。另外，腳氣病發作時，腳會很痛，還會出現抽筋現象，即所謂的痛性痙攣。

明治十年七月的明治天皇，在連續好幾天的騎馬過程中，運動過於激烈，使腳部出現抽筋等痛性痙攣的症狀，下肢又出現浮腫。由此可以確定天皇確實罹患了腳氣病沒錯。

無論如何，腳氣病在江戶時代到昭和前期是一種難治的國民病，不過現在卻被順利克服了。今日仍有其他不少原因與治療方法不明的難治疾病，或許再過幾年，就會像腳氣病一樣發現其中一些疾病其實很單純，用簡單的方法就可以治好，讓我們期待那一天的到來。

2 二二六事件與輸血

目擊者們

我在醫院工作，曾有個六十歲左右的男性患者到我負責的部門進行檢查，他的上臂有一個不自然的傷痕。在我詢問過後，他這樣回答。「這是我之前在滿州國所受的槍傷。是一個貫穿手臂的槍傷。我以前是近衛師團的人」。

於是我反射性地反問道「您有參加二二六事件嗎？」由於近衛師團曾參與昭和十一年（一八七八年）的二二六事件陸軍反叛行動，以他們為首，這些菁英部隊的士兵之後都被送到滿州國。

「不，雖然都是近衛師團，發起反叛行動的連隊和我的連隊並不相同。我是以鎮壓反叛軍的名義出動，負責皇居護城河附近的警備工作。應該是上面的人不想讓同一個師團的人互相攻擊吧。」

診察工作中，我還曾遇見過另一個目擊者。那是一位七十歲左右的女性。在一如往常的診

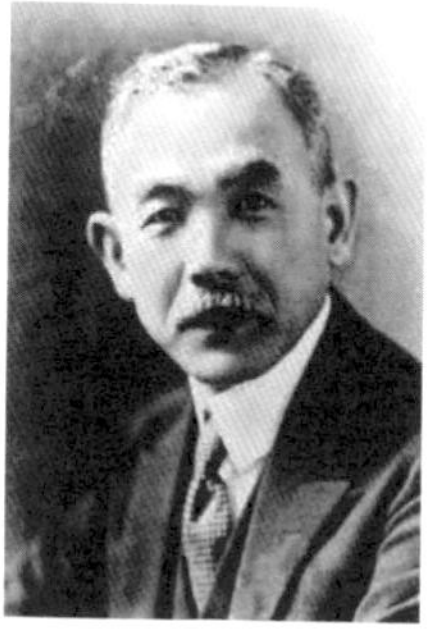

鹽田廣重教授

察工作結束後，等待結果出來時，我去向她攀談。

「我的老家在新宿的角筈，隔壁就是海軍的岡田啟介將軍的私邸。二二六事件時岡田是首相，而他是在首相官邸被襲擊的。那天是個下雪的日子，有看起來像軍人的人們來到他的私邸，對我們說外面很危險，不要跑出來，於是我就從二樓的窗戶偷看岡田家的庭院。從中午開始就有許多客人拜訪，而且都是乘坐漆成黑色、相當威風的汽車。不過總覺得情況有些詭異。過了傍晚，許多祭拜用的花和一些雜物被拿到庭院，一個個點火燒掉。後來我從廣播上聽到岡田首相沒死，看來是因為這些人私下知道這件事之後，趕緊把一些東西處理掉了吧。」

生與死

昭和前十年與平成二十年（二〇〇八年）左右類似，是一個經濟停滯、政黨間鬥爭激烈、法西斯主義抬頭、政黨政治失去人民信任的年代。這時發生了多起暗殺事件，首相等許多政治人物遭到攻擊。昭和七年（一九三二年）的五一五事件中，犬養毅首相遭殺害。而被襲擊的人們之所以沒有死，自然是因為醫師們的急救處理得當。東京大學外科學教授兼日本醫科大學教授的鹽田廣重，就曾為數位重要人士進行急救。就結果而言，他可說是影響了之後的醫療模式與日本的命運本身。

昭和五年（一九三〇年）十一月十四日早晨，濱口雄幸首相在東京車站遭右翼青年以手槍狙擊。那時，正在大學內參與醫學書籍抄讀會的鹽田博士，在接到電話後馬上飛奔至東京車站。他在回憶錄《手術刀與手術剪》中，描述了那時發生的事。

「（濱口首相）橫躺在站長室內，冷汗冒個不停，血氣衰弱、脈搏也十分虛弱。雖然身旁有許多醫師，但都束手無策。簡單觀察後，我認為是子彈使他大量失血，故需盡快進行輸血。既然還有脈搏，就代表可以進行手術，於是我馬上回醫院去拿手術工具。首相的親戚，也是他的秘書官——中島彌團次的血型與首相相符，故我馬上為首相輸血，順利恢復了脈搏。接著，首相就被送到了東大醫院的手術房開刀。」

十五年前（一九一五年）第一次世界大戰中，鹽田博士便曾率領日本紅十字會的救護隊趕赴巴黎，那時他親眼看到野戰醫院的輸血治療，並對這種治療方式的絕佳效果感到十分佩服。後來他帶著輸血器具與血型判定試劑組回到日本，並在一九一九年時，成功完成日本第一次的輸血，對象是一位子宮肌瘤的患者。在那個沒有血液銀行、血液中心的年代，必須請提供血液的人躺在患者的旁邊，直接以注射器吸出捐血人的血液，再直接注入患者體內，也就是所謂的

「枕邊輸血」。

濱口首相的治療成功，讓更多人認識到輸血的效果。後來首相雖然順利恢復、出院，但隔年五月卻因為腹部感染而死去。

二二六事件

昭和十一年（一九三六年）二月二十六日，天還沒亮時，陸軍的青年軍官團便出動襲擊了政府特定重要官員。在昭和天皇的強硬態度下，短短四天就鎮壓完畢，然而事件結果卻使日本政府開始傾向軍隊力量，踏上了戰爭的道路，是一個很大的轉折點。

這次事件中，被襲擊的有首相岡田啟介、財政部長高橋是清、*內大臣齋藤實、陸軍教育總監渡邊錠太郎，以及身兼侍從長的海軍大將鈴木貫太郎。當天，在美國大使館與格魯大使及內大臣齋藤夫妻相談甚歡的鈴木侍從長夫妻，在麴町三番町的官舍內睡覺時，突然遭到由安騰輝三大尉所率領的部隊襲擊。「等一下等一下，有話好說」雖然鈴木侍從長這麼說，安藤大尉還是開了槍。正當安藤大尉想要用刀給予鈴木侍從長最後一擊時，鈴木夫人沉著鎮定擋在前面

*註：明治時期設立的官位，負責傳達天皇指令，已於一九四五年廢除。

說道「看在武士的情面上，要殺的話就先殺我吧」。安藤大尉被她的氣勢震懾，於是什麼都沒做，敬禮之後就率領部下離開了鈴木邸。

侍從長夫人鈴木多賀，過去是昭和天皇幼少年時期的教養負責人。事件發生後，她馬上聯絡宮內大臣湯淺告知狀況，並請求派遣御醫。不過，當時的宮內省卻不是聯絡御醫，而是請當時這個領域的首席，也就是剛從東大退休的鹽田博士來一趟。這個判斷是對的。慌忙接下這個燙手山芋的鹽田博士，在穿過一片狼藉的房間後，確認倒臥在房間內的侍從長仍有脈搏，便馬上叫了圓車（當時市內均一價一圓計程車）把他載到日本醫科大學。在當時幾乎沒有救護車的年代，對於因大量出血而心臟暫停運作的病患來說，輸血就像復活術一樣。

鹽田博士的回憶

鹽田博士與襲擊士兵們的證詞稍有不同。鹽田博士的回憶如下。

「雖然是重傷，但和濱口首相比起來，傷重程度輕了許多。第一發子彈雖然射中頭部，但子彈擦到頭骨後滑掉，從頭的後方穿出。第二發子彈命中心臟區域，但這顆子彈同樣也在射到骨頭後滑掉，繞過胸部停留在背部。第三發子彈位於腹部，並沒有打中要害。發射這些子彈的士官在聽到鈴木侍從長說出『我是鈴木，讓我們談談吧，小聲點……』後，回答『閣下應該沒什麼時間吧，我要開槍了』」，於是就扣下了手槍的板機，接著三位部下也跟著擊發子彈。鈴木侍從長一共被打了四發子彈。原本任何一發子彈都有可能造成致命傷害，幸運的是，每一發子彈都滑掉了，沒打中要害。事實上，直到隔天才發現，少了一發子彈實在有點奇怪。經過精密的檢查之後，才發現鈴木的陰囊腫得像球一樣。詢問夫人後得知，平常他的陰囊不會腫得如此誇張。後來藉由X光的幫助，得知有一顆子彈卡在骨盆上，而這顆子彈造成的內出血會使皮膚膨脹，所以陰囊才會如此腫。這時，鹽田說了這句話『鉛彈居然穿過了金玉（睪丸）啊』。」

鈴木貫太郎

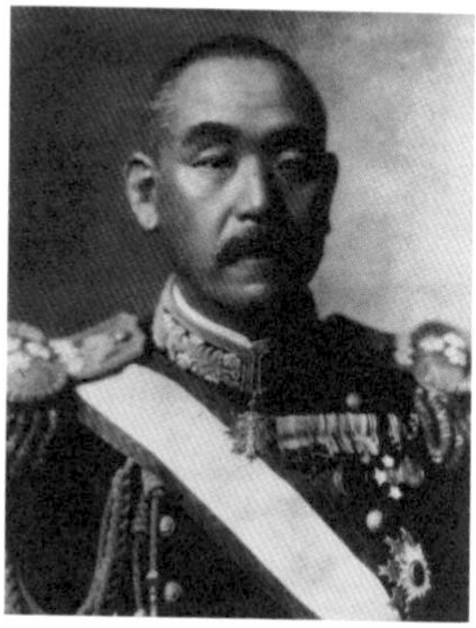

鈴木貫太郎

鈴木貫太郎在戰爭時就任樞密院議長。他與岡田啟介前首相都是「二二六事件中逃過一劫的人」，做為重臣集團的成員，他們最後的奉獻，便是讓戰爭走向終結。積極參與政治的老人有時會被稱作「老害」，不過山田風太郎在《人間臨終圖卷》中寫道，這種情況應該要稱之為「老益」。

昭和二十年（一九四五年）四月七日，雖然鈴木原本想要拒絕，但在天皇說出「請您一定要來幫忙想想辦法」如此懇求之後，七十七歲的鈴木貫太郎終於接下了組閣的重任。同一天，戰艦大和號遭擊沉。四月十二日，美國羅斯福總統去世。希特勒對於羅斯福的死發出聲明表達喜悅，相較之下，鈴木則表達深刻的哀悼之意，使他獲得了世界上不少人的好評。然而，世界並沒有馬上走向和平。第二天，美軍發動了第二次東京大空襲。四月三十日，希特勒自殺。五月八日，德國投降。五月二十四日，皇居因第四次東京大空襲而失火。六月二十三日，沖繩島戰役結束。戰局明顯對日本越來越不利。雖說如此，以陸軍為首的徹底抗戰派，疾呼要進行本土決戰，然而鈴木的意向卻不怎麼明確。這段期間內，日本向蘇聯提出請蘇聯做為與英美和談的仲介人，卻被蘇聯擱置。

聯合國為了促使日本投降，發表了波茨坦公告。鈴木在七月二十八日的記者會上，原本想表達不予評論，卻使用了「擱置」這個字。這個字眼究竟是否代表拒絕，引起了一陣討論。後來美軍投下了兩顆原子彈，蘇聯也對日宣戰，在這個狀況下，即使面對著大聲疾呼要徹底抗戰的軍方強硬派，鈴木仍在御前會議上請求天皇做出最後的宣言。最後終於達成了終戰的任務。有人說要是沒有他的話，戰後的日本會陷入一片混亂，就像現在的伊拉克一樣處於內亂狀態。雖說如此，在八月十五日的早晨，他又再度被反叛軍襲擊，這次他沒有中彈，且在千鈞一髮之際被救出。他完成終戰的任務之後，便以八十二歲的年齡，於昭和二十三年（一九四八年）

時，因肝癌而死亡。上天藉由鹽田博士的手，讓鈴木的生命得以從二二六事件延續到終戰。

鹽田博士在戰爭中活了下來，之後他以日本厚生省醫療局長的身分，致力於將舊陸海軍的醫院移交給厚生省。這些醫院就是目前我任職的國立醫院機構，以及國立高度專門醫療研究中心的前身。由這些機構所組成的國立醫院總合醫學會設立了鹽田賞，以表彰在醫療政策、國立醫療機構中有學術方面貢獻的人們。獎牌上並刻有鹽田博士的側臉。

3 厚木基地反叛事件——領導者的瘧疾發作

就像中世紀的鼠疫，或者是哥倫布發現新大陸以後，傳入新大陸的天花與麻疹一樣，疾病在歷史上通常對人類有負面影響。太平洋戰爭中，日本軍的將官與士兵們飽受瘧疾之苦，有人認為這是戰爭最大的敗因。不料，瘧疾卻也曾為日本帶來正面的影響。

察覺到終戰的氣息

昭和二十年（一九四五年）八月，我的父親，小長谷睦治是海軍航空部隊主力之第三航空艦隊（三航艦）的參謀，駐守在千葉縣的木更津基地。那時正在準備奇襲，目標是讓塞班島B29基地起死回生。然而，從周圍的無線通訊與情報看來，軍方上層有些異常的舉動，讓軍人們覺得狀況越發不尋常。因此，八月十五日的*玉音放送對大部分的人來說並不意外，是在預料中的事。另一方面，也有不少人事前察覺到日本決定要停止戰爭，故出現反抗心態，進而發起為了阻止玉音放送而襲擊皇居與NHK（日本廣播協會）的政變事件，不過最後並未成功。

反叛

防衛木更津與東京灣的厚木基地在當年八月十四日時，便先收到接受波茨坦公告的通知。然而身為三〇二航空隊（三〇二空）司令的小園安名大佐（相當於上校）卻違抗海軍大臣的指揮，決定獨斷行動。他駕著零式戰機低空飛過首相官邸進行威嚇，並將反對終戰的檄文發電報給其他部隊，還將宣傳單撒在湘南一帶。三〇二空負責帝都防衛任務，是關東地方實力最強的航空部隊，而基地內還有數千人的兵力。若這支部隊反叛，不只會助長終戰時的混亂，還可能會和準備進駐的美軍進入戰鬥狀態。

八月十六日，聚集於海軍省的高級軍人會議中，米內光政海軍大臣因厚木基地反叛一事而震怒，大喊「三航艦的長官太溫吞了」，並暗示應該要進行武力討伐。當時在場的父親，看到米內大將對著小園大佐與自己的上司寺岡謹平中將勃然大怒的時，覺得相當恐怖。寺岡中將隨即決定要親自走一趟厚木基地，嘗試說服小園。隨行的有我父親與另一人。在只有兩個人對談的房間外，圍著許多小園的部下，他們拔刀屏息以待，顯露出驚人的殺氣。最後在小園等人堅

*註：日本裕仁天皇發表「終戰詔書」的廣播唱盤。

持「完成聖戰」、「遵從聖斷」等口號下不歡而散，他們決定拒絕所有長官的命令與說服。對當時寺岡中將而言，他已有隨時斬殺對手的覺悟，但最後卻沒有下手。如果在那個地方動手的話，想必不只是他們這些長官，連隨行者們都會一起陪葬吧。

投降軍使

接著我的父親又收到了一個緊急任務，那就是回到木更津準備綠十字飛機，給稍後要派遣至菲律賓馬尼拉的投降軍使使用。為了躲避空襲，目前完整的飛機機體都停放在青森縣的三澤基地避難，故他只能從剩下的機體上拆解零件，修理後再裝到當下還留存的三台破破爛爛的轟炸機上，然後依照國際條約，在塗成白色的機體上畫下大大的綠十字，於十九日起飛。綠十字機避開了以三〇二空為首的抗戰派日本軍機，沿著太平洋岸飛行。飛到一半時，還有美軍的飛機前來護衛飛行。歸途中，因飛機問題在遠州灘附近短暫停留，不過仍順利在二十一日將軍使送回。軍使所攜帶的文書上寫到，美軍第一批部隊將在二十六日進駐厚木基地，二十八日時麥克阿瑟與盟軍司令部也會飛到厚木基地。對於日本而言，雖然厚木基地有徹底抗戰派的兵士們，但這畢竟是首都圈內最完備的機場，只能順從美軍的決定。

在這段期間內，三航艦參謀長山澄大佐仍持續說服小園大佐，但小園仍堅持他的看法，態度不為所動。為了迎接美軍進駐，米內大臣表示「就算使用武力討伐，也要趕緊把他鎮壓下來」，但寺岡中將為避免演變成友軍爭鬥的狀況，拚命反對這種做法。海軍兵學校中比小園晚一屆的學弟，當時同是海軍大佐的高松宮殿下也無法說服他，可見他的意志相當堅定。

發作

十八日，小園大佐突然生病，出現四十度的高燒。高燒讓他變得相當暴躁，甚至可說是進入了狂亂的狀態。昭和十八年前，小園大佐在新幾內亞附近的拉包爾航空隊戰鬥，他就是在這段期間內染上瘧疾的。回到厚木以後，他仍會時不時出現發燒情形。二十日時，因高燒而精神錯亂、瘋狂失控的小園大佐，被壓制了下來。在施打了鎮定劑之後，銬上皮手銬、束縛身體，送往野比海軍醫院的精神科收容。

幾年後出版的一本書中，以實錄記載的形式寫下這段過程，並列出了包括我父親在內，執行這些動作的參謀們的名字。這本書中提到，在瞭解到米內海軍大臣的想法之後，負責終戰處理的參謀們便從屏風後噴出麻醉氣體，迷昏小園大佐，把他強行帶到海軍醫院，順利鎮壓了反叛行動。父親邊看邊苦笑著說「這種特務電影裡面才會出現的情節，我怎麼可能辦得到」。實際上執行命令的是航空隊軍醫長的少佐。

與瘧疾的戰爭

在太平洋戰爭的過程中，對日軍來說，瘧疾可說是比美軍還要恐怖的敵人。這個戰爭中有兩百三十萬名日本兵死亡，然而比起戰死的人數，在戰爭時罹病死亡的人數明顯多了許多。在南方，陸續傳出許多士兵因罹患瘧疾而消耗大量體力、無法戰鬥，或者在逃亡過程中餓死。

舉例來說，日軍在南太平洋的索羅門群島共有三萬兩千名士兵。戰死的有八千五百人，然而餓死與病死人數卻高達一萬兩千三百人，其中有四千人是死於瘧疾。索羅門群島面積最大的島，成為悲劇戰場的瓜達康納爾島，也是同樣的狀況。過去小園大佐的航空隊所負責的拉包爾，位於索羅門群島與新幾內亞間，一個名為新不列顛的島上，登陸的美軍士兵說，他們看到壕溝中充滿發高燒、全身顫抖的日本兵。戰後的調查指出，俘虜的日本兵中有三分之一是瘧疾病患。

防疫準備

日軍在戰爭初期時，便選擇優先佔領爪哇島，因為島上有可生產瘧疾特效藥奎寧的材料，以做為預防瘧疾的準備。然而在補給路線被切斷之後，藥劑便無法送給前線的士兵們。對美軍來說，瘧疾等熱帶疾病也是相當嚴重的問題。總司令麥克阿瑟在他的回憶錄中寫道「若要在熱帶地區發揮一個*師團的功能，需準備三個師團的兵力才行。其中一個師團進行戰鬥的同時，另一個師團正因為瘧疾而休養中，剩下的師團則待在後方基地或祖國休養」。

然而，美日雙方的防疫準備，以及對士兵的健康管理有著不同層次的差別。美軍會採集每個攻佔後的土地上的蚊子，一一研究其是否可能為瘧疾媒介，也積極進行著抗瘧疾藥物的合成研究。常有人說，日軍會輸是因為資源的差距，不過所謂的資源，並不是只有指武器的數量，還包括了戰爭時的綜合性系統能力，美日在這點有很大的差距。

駐軍抵達

小園大佐的瘧疾選在這個時間點發作，對局勢造成了很大的影響。不僅避免了日軍內鬨而進入內亂狀態，也讓他們不至於在外國駐軍抵達日本時，擅自強行擊落麥克阿瑟的飛機。即使到了戰爭終局，日本仍有著像神風特攻隊般，抗戰慾望強烈的想法，而且看起來似乎還保留了一定實力，故美軍才決定投下原子彈。在終戰的舞台上，如果出現了一發槍響，日軍與前來佔

*註：軍事單位編制的一種，人數約為一萬至兩萬。

領的盟軍便會在首都圈內交火，相當有可能會陷入伊拉克或阿富汗那樣的混亂狀態。

失去主謀者後，三〇二空的抗命部隊便四分五裂，無法組織性地進行抵抗。有些想要繼續抵抗的飛行員乘上零戰或轟炸機，逃到別的基地。而留在厚木基地的隊員們則以機槍到處掃射，或者將飛機點火燃燒，到處搶劫，把基地弄得一片混亂。二十二日，這些士兵被強制送離。二十三日，以山澄大佐為首的厚木聯絡委員會大本營，做為終戰處理機關，進駐了空蕩又亂七八糟的厚木基地。家父也是其中的一員。他們指揮剩下的士兵、附近工廠的年少員工，以及土木業者，重新整備機場跑道，為盟軍進駐做準備。這又是個好幾天的苦鬥。

結果，因天氣惡化，美軍第一批部隊比當初通知的時間還要晚了兩天才抵達，也就是一九四五年二十八日。或許是因為還對日方有所警戒，美軍飛機是從當初商討的反方向著陸。C54運輸機降落後，一台吉普車從機體內緩緩開出，由握著步槍的美軍士兵保護著。這時，在聯絡委員會中位階較低的家父離這架美軍軍機最近，於是他趕緊開車過去迎接駐軍先遣隊指揮官田奇（Charles Tench）上校，向其敬禮。成為第一個迎接盟軍駐軍的日本軍官，這就是家父軍歷的最後一頁。

小園大佐於昭和二十年十月被送上軍事法庭，以結黨抗命罪首謀，也就是領導眾人結成反抗組織的罪名，被判終身監禁，長期關在橫濱刑務所。在盟軍佔領期間過去後，他獲得減刑，於昭和二十七年被釋放，昭和三十五年於故鄉鹿兒島去世。

終戰後，從南方與大陸回歸日本的軍人們中，許多人罹患了瘧疾。估計在這五百七十四萬人中，有九十五萬人曾得過瘧疾，而約四十三萬人，也就是其中的一半在回國後又復發。

4 三島由紀夫的肌肉

是夢還是現實

一九七〇年十一月二十五日，我正在做化學實驗，一位平時很穩重的教授突然衝進實驗室，慌張得滿臉通紅。

「不好了！三島由紀夫切腹了！」

真的假的？會不會是搞錯虛構的故事和現實了呢？這位大作家曾在電影《憂國》中飾演一位穿著軍服切腹的角色，近年小說作品的《奔馬》中，主角也切腹了。

「他和『楯之會』的人一起衝進自衛隊，切腹自殺了。」

這讓我一時間說不出話。三島比任何一個自衛隊隊員都還要喜愛自衛隊。他不僅曾經參加過體驗入隊活動、搭過噴射戰鬥機，甚至組織了服裝相當帥氣的私設軍事組織「楯之會」。這一定是教授在騙我們。

但當我跑到學生食堂時，發現電視機前聚集了許多人。電視則傳來記者有些急躁的聲音，以及直升機啪搭啪搭的背景噪音。看來教授並沒有在開玩笑，確實發生了一件荒唐的事。

第二乙種

寫過《假面的告白》、《金閣寺》等注入了濃厚感情的書，寫過《潮騷》、《過於長久的春天》等描述洋溢著青春色彩的故事，寫過《鹿鳴館》、《近代能樂籍》等日式羅馬風格（Japanese Romanesque）世界的故事，寫過《英靈之聲》，在電影《人斬》中將幕末恐怖分子詮釋得很好的三島，很難想像他會做出這種事。

他出生於東京，在東京長大，青年時是一個纖瘦的人，也是一個運動白痴。昭和十九年（一九四四年）五月，十九歲的三島在戶籍地兵庫縣進行徵兵檢查。一般鄉下年輕人可以輕鬆搬起的米袋，他卻無法移動分毫，顯然體力比其他人差，最後判定他的體位是第二乙種。換言之，他的體格被國家認定為貧弱。

原本，乙種體位是不需要服兵役的，不過到了戰爭末期的昭和二十年二月，三島卻收到了召集令。後來卻因為被懷疑有肺病而被要求當日歸鄉，但他在踏出軍營的那一刻，卻拼了命地奔跑，希望會有人馬上追上來和他說判斷錯誤，請他再回去軍營。雖然父親很高興，但他本人心情卻很複雜，之後可能留下了心理創傷。他的母親說，三島很想要在合格之後加入特攻隊壯烈犧牲。

健美

戰後，他從東大法學部畢業，成為了大藏省（財政部）的官僚，卻在數個月後辭職，成為小說家。他陸續寫出了《假面的告白》、《金閣寺》等出色的作品，年紀輕輕就成為了被社會大眾認可的作家。而讓他開始對鍛鍊肉體產生興趣的時間，則是在昭和三十年。「三十二歲的夏天，福音突然降臨在我的眼前。想必這在不久後會變成讓人們開心的種子，也會成為許多漫畫的材料吧。我說的就是健美」。

健美的契機是某個週刊雜誌上一篇關於早稻田大學健美部的報導。照片上的男人渾身肌肉，旁邊寫著「任何人都可以練成這種身體」。於是他就馬上去買了槓鈴，訂做了一個重訓椅，請教練來家裡幫他上課，開始了他的身體鍛鍊。於是，肉體改造的效果逐漸出現在眾人眼前。

「若要問這個世界上有什麼有趣的事，沒有一件事比知道自己的力量一天比一天強大還要棒。……年輕時留下的陰影，讓我的自我意識與鍛鍊肌肉的想法背道而馳，然而現在我卻極力想鍛鍊我的肌肉。我親眼看到了這個奇蹟。」

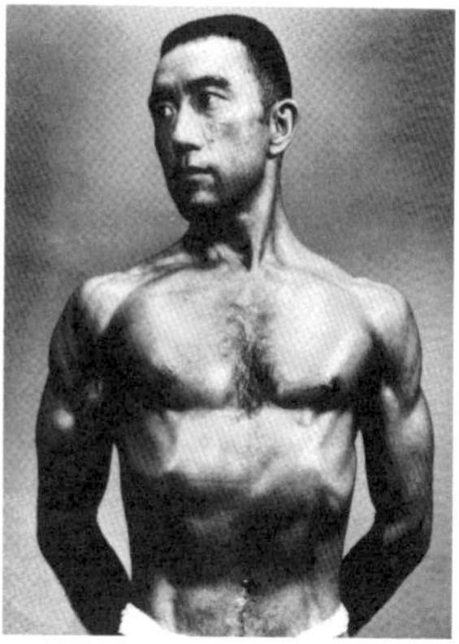

健美進入第十年的三島由紀夫
（取自 1964 年，中條省平編著的《三島由紀夫的死亡之日》，實業之日本社出版）

高強度的訓練會讓人分泌所謂的腦內啡（Opioid）產生恍惚的感覺。

運動神經

三島除了健美之外，也積極學習劍道、居合道等武術，還取得了段位。然而練習的對手，以及旁觀他揮劍的人，對他的評價卻不怎麼高。石原慎太郎在《三島由紀夫的日蝕》中寫道，練習居合道時，他的姿勢有些畏畏縮縮，還會用慢動作鏡頭般的樣子把劍收入刀鞘。雖然他也有演出電影，不過攝影時卻屢屢失誤，把菸灰缸扔向若尾文子的鏡頭，就花了一整天才拍攝完畢。肌肉只要肯練就會有，不過若想要靈巧迅速地運用這些肌肉，就需要用到所謂的運動神經，也就是大腦與小腦的運動控制系統。天生的腦部結構，以及童年時的學習，會大大影響到這個系統的功能。

無論如何，重訓確實把身體貧弱的三島，鍛鍊成渾身肌肉的身體。他年輕時曾在徵兵體檢中被剔除。徵兵體檢是以身高與胸圍的比例，將體位分成甲等或乙等。而現在，三島毫無疑問符合甲等體位的資格。不過，石原對此也做出了辛辣的批評。「對於三島來說，肉體是可以向他人誇耀，享受他人的目光，像是雕刻一樣的靜態藝術品。他自己也會時不時地陶醉在自己的身體曲線上」。

有人說，三島動不動就想要把衣服脫掉。他也被放在《體道——日本的健美人士》這本寫真集上。不過對我來說，這種太過完美的肉體寫真集只會讓我越看頭越痛，雖然上面寫著「*逆柱」……。

想成為海克力士

人們可以藉由啞鈴或槓鈴等重訓器材鍛鍊肌肉，練出健美身材，但這種方法只能鍛鍊白肌。肌肉纖維大致上可以分成無氧迅速收縮的白肌，與有氧持續收縮的紅肌。白肌的能量供應效率較差，可以在短距離賽跑時展現出爆發力，但無法持久。因此，就像石原慎太郎說的一樣，重訓只能得到一個觀賞用的靜態藝術品，並不適合運動。

要練成健美身材，需要吃高蛋白食物，同時也要重訓。三島的每週行程中，週一週五要練劍道，二四六則是練重訓。然而就算每天都去重訓，並不表示肌肉會一直增加下去。這有生物學上的理由。

肌肉生長抑制素

有些牛的肌肉特別多。像是比利時藍牛或皮埃蒙特牛等品種，又被稱作是雙肌牛（Double-muscling），牠們有很大的屁股，體重在一公噸以上。從畜產的角度來看，牠們的產肉效率很高，但幾乎沒什麼脂肪，所以肉塊不會有霜降牛肉般的油花。太大的小牛在出生時還需要進行剖腹生產。後來發現，這些品種的牛隻，都有一個特定的基因出現異常。由這個基因所製造出來的荷爾蒙被稱作肌肉生長抑制素（Myostatin），功能是抑制肌肉的成長。缺乏這種基因的老鼠，肌肉也會長得很大，又被稱作超級鼠（Mighty Mouse）。人類中，曾觀察到某些個體的肌肉生長抑制素基因有缺損，從出生之後，肌肉就越長越大。

因此，我們或許可以將這種機制應用在老化、疾病性或者是廢退性（長時間不使用，導致肌肉變弱）肌肉萎縮症的治療。在肌肉萎縮的老鼠身上雖然有效果，但目前還未確認人類身上是否也有一樣的效果。

*註：「逆柱」（さかばしら）是指樹木加工成柱子之後，不順著樹木的生長方向放置，而是倒過來放，在日本認為逆柱會帶來火災等不吉祥的事情，但也有當作避邪之用。

三島年輕時的照片不管怎麼看，都讓人覺得他的身材很纖瘦，不像是有肌肉生長抑制素異常的樣子。想必不管他在怎麼努力重訓，應該都沒辦法變成海克力士的樣子吧。他的屍體解剖觀察如下「死因是頸部割傷所造成的斷裂。左右頸動脈、頸靜脈皆被平整切開，切斷時所使用的凶器應為銳利刃器。……腹部有一道由左至右的一道切傷，以肚臍為中心，左至小腸。身高一百六十三公分。雖然四十五歲，但肌肉卻看起來像是三十多歲年輕人的肌肉」。

雖然沒有直接地稱讚三島的肌肉，但基本上還算是稱讚。但我卻不認為三島這樣就滿足了。我讀了許多和他有關的書，還是不知道他自殺的動機是什麼。「我不知道、我不知道」，這是隔天報紙上，右派政論家福田恆存的評論。

或許對於已擁有名聲和理想肌肉的三島由紀夫來說，下一個想要獲得的東西，就是像自己的著作中人物，有個英雄般的壯烈犧牲吧。

5 宮內官員不曾提過的事——昭和天皇的病

首爾奧運

昭和六十三年（一九八八年）九月，首爾奧運的實況轉播正在進行中，卻突然插入了播報員的聲音。

「插播天皇陛下的病情。去年因胰臟手術而療養至今的陛下，在九月十九日時開始吐血，病情突然惡化，並併發黃疸症狀……。雖然目前還可以簡單回答身旁親信的問題……。」

我握著方向盤的手又捏得更緊了，還想起了那位親信的臉。

天皇的手術

昭和六十二年的夏天，我拜訪了擔任宮內廳次長，也是我舅舅的家。舅舅不經意地向我問道「跟你比較熟才敢問你，一個八十幾歲的老爺爺，只要吃東西就會覺得脹氣，難以消化，想要吐出來的樣子，你覺得是什麼病呢？X光檢查中，胃和十二指腸的黏膜狀態相當正常，感覺是被外部什麼東西壓迫到的樣子」。

「那有可能是被膽管癌或胰臟癌的腫瘤壓迫到。有照過腹部CT的話應該就可以確認了。所以，是誰生病了嗎？」

「果然是這樣啊。沒有啦，只是一個親戚的老爺爺。」

我開始思考，真的有這位親戚嗎？這位舅舅是我媽媽的弟弟。

九月，媒體報導天皇陛下在那須的御用官邸嘔吐，故被送往宮內廳的醫院住院，由東大的醫師進行手術。後來宣布了「腫瘤形成性慢性胰臟炎」這個相當特別的病名。我認識的外科醫師說，這個病例甚至稀奇到可以在研討會上發表。媒體們對於陛下手術一事的報導相當一致，從手術狀況、方法，一直到麻醉醫師的意見等，一字一句都被寫在報紙上。不久後，陛下便出院了。

急性腹部症狀

在剛過完新年的昭和六十三年正月，我記得我曾看著報紙內容，再加上自己的臆測，試著向七十三歲的家父解釋陛下的手術情形。不過到二月時，家父在旅行途中突然出現急性腹部症狀，住進當地醫院。我慌忙抵達該醫院時，在玄關等我的護理長直接帶我到手術室。我親眼看到整個腹腔都是轉移後的膽囊癌細胞，不得不接受冗長複雜的手術。家父的黃疸一天比一天嚴重，體力也越來越差，最後只能躺在床上，說話次數變得越來越少。除了吐血外，還有肛門出血。四月初左右，家父便過世於醫院。

舅舅也在工作中勉強擠出了時間前來探望。將父親接回到自宅之後，他也來弔唁過，而且在進行喪禮的時候也一直打電話來關心。

侍從長

數日後，舅舅從「表」的宮內廳，轉調到「裏」的最高侍從職。不只是他本人，就連周圍的親朋好友也對這項人事異動感到非常驚訝。他與藤原氏和德川家沒有關係，也不是*華族或士族，只是一介平民而已。他原本是自治省的幹部，後來擔任過官房長和局長，之後成為了宮內廳次長。或許就是因為這些經歷，讓他被認為可以勝任這個原本只給皇室相關人士的職位。舅舅曾和我說過，昭和二十年八月十五日時，他與身為退役軍人的祖父在自家的庭園內聽到玉音放送，那是他最能感受到天皇陛下的時刻。

*註：一八七一年日本取消舊身份制度，將國民分為皇族、華族、士族、平民四等，但已於一九四七年廢止。

做為侍從長第一次謁見陛下時，據說陛下和他說「自此之後，大小事就都拜託你了」。

八月十五日的戰歿者追悼式中，雖然周遭的人們擔心可能會發生意料之外的狀況，但陛下仍堅持出席，讓全日本人都在電視機前緊張地看著。接近中午時，陛下應前往慰靈之柱前站定，於是舅舅便前進到陛下的桌前恭敬行禮，並示意陛下站起來。身材瘦小的陛下站起來後，拖著蹣跚的腳步逐漸走向慰靈之柱。一分鐘的默禱比想像中還要久，但總算是順利結束。此時等待中、身姿有些前屈的舅舅則再次行禮，示意陛下返回。於是，陛下便踩著那像是被風吹得很不穩的腳步走回原處。這讓我想到，萬一陛下跌倒，僅僅侍奉一人的舅舅為了讓陛下不要跌倒在地，甚至有可能會馬上趴下接住陛下的身體。

再住院

在那之後，約過了一個月，陛下又回到了病床上。如同本章一開始說的，媒體連續好幾天報導了陛下的身體狀況，電視節目也變得很無聊。十月中的相撲比賽，日龍獲得了聯盟優勝一事，只有簡單報導。橫綱千代富士在九州大賽（十一月）中，被大乃國擊敗，連勝五十三場的紀錄到此斷絕。此時新聞報導，陛下已無法回答別人的問題。

我試著打電話問候忙碌中的舅舅，不過接起電話的是我表妹。

「雖然他每天都準時回家，但不再像以前一樣喝啤酒，不再看電視，也不去打高爾夫球了。晚餐吃完後他就在自己的房間內一個人玩撲克牌。他說這是唯一能讓他集中精神，冷靜下來的事。今年他沒去照料他最喜歡的洋蘭，菊花也只照顧了一半。庭院和溫室都荒廢著。他時常在門前走來走去，鄰居們因為不用擔心小偷而覺得放心。不過，報社記者們倒是一直在附近探頭探腦的。」

過完年後，這天是昭和六十四年（一九八九年）一月七日。或許因為已認知到這一天遲早會到來，舅舅很早就起床，並坐在電視機前等待。早上五點過後不久，電話響起，表妹接起了電話，另一頭告知天皇御體狀況惡化，於是舅舅便開著自家用車迅速前往。他侍立於臨終的陛下病床邊，迎接最後一次謁見陛下的竹下首相。在二月二十四日的葬禮中，*八瀨童子們扛著天皇的鳳輦前進，舅舅就跟在後方。

後日談

三月時我再度拜訪舅舅的家，玄關旁建了簡易派出所，裡頭的警官詢問我的身分，我回答是屋主的外甥，於是他便敬禮後讓我通過。舅舅在杯子裡倒入啤酒，豪爽地大口喝下。據舅媽

*註：負責扛天皇乘坐之轎子的人。

所說，從去年秋天，先帝倒臥病床後，舅舅已有半年不曾碰過酒精，現在他終於回到過去那個爽朗的表情了。

「你問我覺得哪個部分最辛苦啊？因為陛下是像神一樣的存在，不，因為陛下是神，所以沒辦法像我們一樣隨便說出自己的痛苦。一直在旁邊侍奉他的我看得出，他雖然覺得很痛苦，卻不能說出來，因為陛下自己就是被教育成一個不能隨便說自己很痛苦的角色。所以，要瞭解陛下的症狀並不是件容易的事。

陛下的症狀和姊夫大致相同，雖然黃疸很嚴重，卻沒有進行什麼特別處理，只靠輸血和點滴維持體力。東大的年輕醫師時常前來診察。各個護理師們也都很優秀，鋪床單時可以拉得很平整，一點皺紋都沒有，幫忙換姿勢時也很順利。因此，即使陛下的御體躺在床上那麼久，也不曾出現過褥瘡。護理人員交班的時候，就像是軍人一樣一一交待各項事務，讓我留下了很深的印象。」

我忍不住問了他一個當時很多人都想知道答案的問題。

「聽說陛下是在十一月末的時候失去意識的，這是因為千代富士的連勝紀錄被中斷，使喜歡相撲的陛下大失所望，才突然倒下的嗎？」

「那些相撲力士們也太可憐了吧，居然被當成陛下倒下的原因。雖然確實陛下很常看電視上的相撲……。」

我接著問陛下支持哪個相撲力士，舅舅輕輕笑了一下，隨即換成一副認真的表情，轉移了話題。

「前年的手術中，第一件讓我感到震驚的事情是，自神武天皇以來，這是第一次有人用手術刀切進天皇的御體。第二件讓我感到震驚的事情是，大學醫師的口風實在太鬆了。明明都已經為了避開媒體而讓陛下住進宮內廳的醫院了，醫師還一直講一直講。醫師不是有保密義務嗎？許多連陛下自己都不知道的身體狀況和後續檢查排程，卻在媒體上被大肆報導，這讓陛下相當不滿。」

「那找國立癌症中心應該就可以了吧，那是厚生省的直轄組織不是嗎？」

「大學裡的醫師也有公務員的保密義務才對。不過我做為一個公務員出身的人，也不怎麼相信他們的口風就是了。再說，不能對外說陛下得的是癌症。」

自手術以來，陛下的病名就一直是腫瘤形成性慢性胰臟炎。不過在陛下駕崩後，對外發表的是十二指腸乳突周圍癌，與報導出來的症狀並無矛盾。當時，癌症仍是個比較難以啟齒的疾病。不過到了二十一世紀，*今上陛下的攝護腺癌手術就很自然地被報導了出來，時代真的不

*註：此指明仁，即平成天皇。

同了。

即位儀式

舅舅以「不仕二帝」為由，表達了辭意，卻沒有被接受。新帝即位時的儀式，*1大嘗會也是交給了舅舅來安排。

隔年，秋之大嘗會之前，我又拜訪了舅舅的家。那時因為有激進派揚言要破壞大嘗會，故仍保留著簡易派出所。舅舅在和室內挺直著背，保持正座的姿勢。眼睛直直地看向前方，頭一動也不動。不過，眼睛看的是電視畫面上的麻將牌，放在膝蓋上的手則在操作著控制器。

「沒有啦，只是在練習正座而已。不管是大嘗會，還是參拜伊勢神宮，我都必須坐在陛下旁邊才行。一整晚都得坐在冷冰冰的地板上，還得戴著一個五十公分以上的帽子，要是頭稍微晃動的話，帽子上方的裝飾物擺盪程度就會很大，相當顯眼。宮內廳內，有許多名望家族的人會出現，甚至有*2百人一首的時代就開始侍奉皇室的。我可不想因為我是公務員出身就被那些人看輕，所以正在努力練習中。儀式開始進行後就不能去廁所了，所以在這之前盡量不要攝取水份，也得注意不能咳嗽。原本在吃的降血壓藥，也請醫師幫我改成了沒有乾咳副作用的藥物種類。」

之後我在與新天皇即位有關的一連串報導中，看到了衣冠整齊、威風凜凜的舅舅。幸運的是，他的正座姿勢並沒有出差錯，帽子也沒有晃動。

老人特有

舅舅的口風很緊。之前我曾問過他「伊勢神宮的神體怎麼樣了呢？」之類的問題，他只回了一句，「沒看過」。

他的桌上擺著好幾本週刊雜誌，還貼了許多標籤。

「和皇室有關係的報導我大致上都會看過。每篇都是天馬行空地亂寫，故意把皇室寫得光怪陸離的樣子。」

有一次，電視報導了一位皇室成員的某件小事。於是舅舅他笑了一下，說道「嗯，因為有火，所以才看得到煙。這句話大概說得沒錯吧」。

過去他擔任宮內廳次長的時候，曾在國會的內閣委員會中備詢，回答皇室預算、營運、兩位陛下的健康狀況等問題。「老人特有的問題」也是出自於他的口中。

---

*註1：日本慶祝新天皇即位時所舉行儀式。

*註2：約為平安時代末期。平安時代為西元七九四到一一八五年左右。

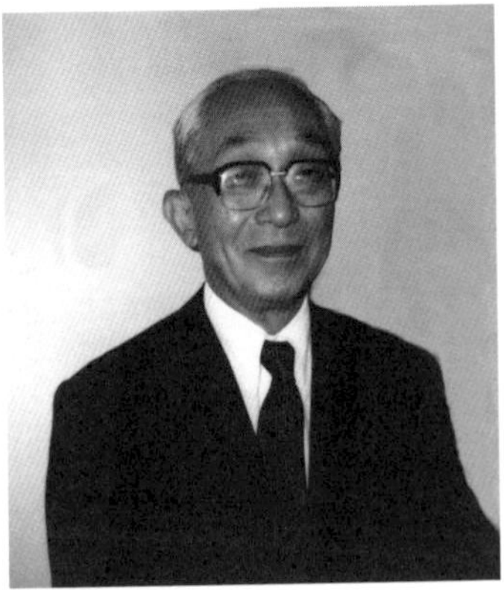

昭和平成兩代侍從長，山本悟
（山本聖子提供）

「說到（香淳）皇后的情況，從八十歲的老婆婆的觀點來看的話，不會有人覺得這些症狀哪裡奇怪。也就是老人特有的問題。」

進入平成之後，太子妃的選擇逐漸成為了話題，舅舅卻從來不曾透漏過一點消息。不管再怎麼套他的話，只要是與私生活有關的事就不會回答。上奏給皇室成員，或者為皇室成員上課的事，也都不會隨便透漏。

前前任侍從官——入江相政可說是「皇室的說書人」。和他不同，舅舅常說，默默侍奉天皇才是自己的本分。擔任新聞記者的二哥在退休後，想要勸舅舅寫下「我的履歷」（也就是自傳），也被他一句話回絕了。

最後的話

之後我經常在電視上看到舅舅的身影。他曾在皇太子的結婚儀式中，擔任前往雅子妃老家的敕使，進行納采之儀。阪神淡路大地震時，陛下搭乘自衛隊的直升機即刻前往災區，此時舅舅亦跟隨在陛下周圍。

當然也曾出過差錯。陛下訪問西班牙時，勳章突然下落不明，舅舅做為負責人遭處罰。在舅媽的勸說下，我帶著高級法國紅酒來拜訪，想讓舅舅轉換心情。這時，他提的居然不是勳章遺失的事件，而是六十年前祖父受處罰的事件。舅舅說，原本是陸軍士官的祖父，準備到台灣上任時，因部下瀆職而被罰閉關在家。祖父的房子周圍還有一圈竹籬笆，就像是時代劇會出現的場景一樣。

即使超過了七十歲，舅舅對於皇室仍有一份使命感與想奉獻的心情，感覺他相當樂在其中。不過，這項工作也有結束的一天。平成八年八月的最後一天，秩父宮妃殿下墓前祭的傍晚他突然倒下，因腦梗塞的復發而左半身麻痺，他後來看到自己的腦圖像，還笑稱因病變而轉白的部分就是在皇居時的記憶。接近年末時便辭了官。

在之後的療養生活中，皇室也陸續發生了很多事。曾為外交官的皇太子妃殿下的健康問題，皇室典範修正問題、悠仁親王誕生等。他一定也有許多想法，只是從來不曾說過。

平成十八年（二〇〇七年）十二月十七日，侍奉昭和平成兩代的天皇侍從長，山本悟以八十一歲的年齡去世。有敕使參與的葬禮結束後，在僅由近親參加的法會上，亡故的舅舅只留下了一句話。

「宮內官守口如瓶。」

想必他說完這句話後，一定是淺淺一笑吧。

第III部

改變醫學的人們

1 從恐龍到神經系統疑難雜症——他的貢獻讓世人認識帕金森氏症

以發現帕金森氏症著名的詹姆斯・帕金森（James Parkinson）是一七五五年出生的英國學者。若用網路搜尋他的資料，可以知道他不只是個醫學家，還對於古生物學、社會改革有所涉獵，也接觸過基督科學教會。

斑龍

暴龍屬（Tyrannosaurus）拉丁文的「saurus」原本是蜥蜴的意思，帕金森是世界上第一個用這個字根來命名恐龍的人，他將所發現的一個大型化石動物命名為斑龍（Megalosaurus）。

從十八世紀到十九世紀，在英國南部得文郡海岸陸續發現了許多化石。他熱衷投入這方面的工作，在研究的菊石中，其中一種的學名是以他的名字命名為 Parkinsonia parkinson。他與十三位同好者創立了英國地質學會，這個學會至今仍存在。從一八〇四年起，他花了數年完成

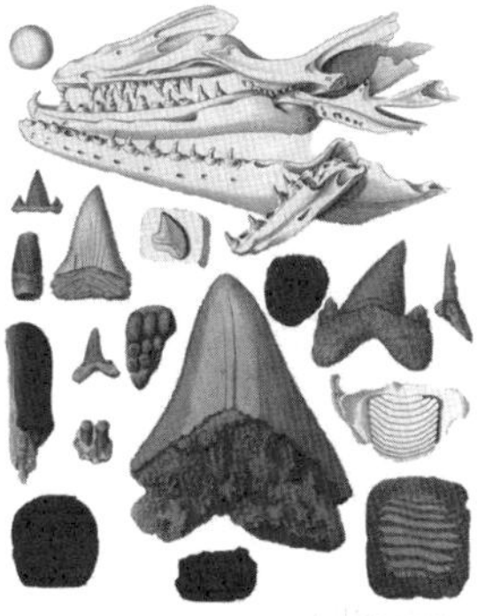

帕金森的化石圖譜

上方為斑龍的頭部骨骼化石，下方的三角形則是鯊魚的牙齒化石。

《過去世界的生物化石》全三冊，並在一八二二年時，進而完成了可說是集其大成的《古生物學簡介》，書中也有記錄斑龍與滄龍的資料。這些是在法國大革命與後來發生的拿破崙戰爭都結束之後的事，當時社會暫時恢復了平靜，而提出演化論的查爾斯·達爾文還只是個十三歲的少年。

挪亞的洪水

不過，帕金森對這些化石的解釋，卻仍逃不出傳統基督教的見解。《過去世界的生物化石》的副標是「挪亞大洪水以前的世界中，植物與動物在礦物化以後留下之痕跡的研究」。他將大山椒魚的化石當成挪亞洪水中溺水的嬰兒骨頭，並將山頂採集到的貝類與魚類化石解釋成大洪水的證據。他否定生物的演化，而是以聖經裡的敘述來解釋科學上的事實。現代的基督科學教會認為這本書的副標題具有魅力，因此在相關的網頁上會引用帕金森的名字。

他書中的斑龍插圖，是以一八二二年時，於牛津發現的第一個恐龍化石繪製而成。不過科學上的記錄，則是將發現這種恐龍的的功勞歸於兩年後的威廉·布克蘭（William Buckland），大多數的書籍也是如此記載。此時帕金森為六十九歲，活躍於各種領域。而他古生物領域的名字則被埋在地層深處。現在就連三歲的小孩子都知道恐龍這個單字，但已很少人知道這個單字的語源是來自帕金森所命名。

帕金森氏症的報告

一七五五年，帕金森出生於倫敦哈克斯頓廣場（Hoxton Square）的一個藥劑師兼外科醫師家庭。他跟在父親身邊，做為助手學習醫術，擁有非常優秀的觀察能力。三十二歲時，他記錄了被落雷打中的人的詳細症狀，以及肌肉通電的反應與反應衰減情況。研究電是當時潮流，故他的研究在學會中相當受矚目。在這之後他寫了許多論文，有的描述記憶障礙與言語障礙的不同，有的描寫痛風症狀，有的則是為了醫學生與藥劑師的教育而寫。他後來還與兒子一起發表了一個解剖案例，描述一個五歲的孩童因闌尾炎穿透至腹腔，導致腹膜炎而死亡。這是與闌尾炎有關的第一個醫學記錄，但直到七十四年後人們才真正確立這種疾病。

但他最主要功績是一八一七年的《探討震顫麻痺的小論文（An Essay on the Shaking Palsy）》。震顫麻痺是指會顫抖、感覺卻很遲鈍的症狀。這篇小論文中，詳細觀察並記錄了六個案例的情況。論文中提到，病人在沒有活動的時候也會擅自顫抖，稱作安靜時震顫；病人身體前屈時、或者想要開始走路時，會無法抑制住自己、突然暴衝，稱作步行障礙；病情惡化後，會逐漸變得連字都沒有辦法寫，也沒辦法進食，容易流口水，連說話的力量都沒有。他寫得很詳細，就像是曾親眼看過每個人的動作一樣。他雖然沒有把所有的症狀都寫上去，但從今日的眼光看來，仍可得出這是帕金森氏症。

讓・馬丁・沙可的課程

這篇小論文後來被埋在了歷史的地層中。七十年後，一八八七年，法國神經學者——讓・馬丁・沙可（Jean-Martin Charcot）在巴黎沙佩提爾（Salpêtrière）醫院內的週二課程中，為震顫麻痺提出了一個明確的定義如下。

「在肌肉完全沒有用力，處於安靜狀態下時，手仍會不由自主地開始顫抖。患者的雙手有彎曲傾向，走路時還會有跑起來的傾向。不過患者的感覺功能與智力仍維持正常。」

沙可是第一個用「帕金森氏症」這個詞來描述這個疾病的人。他在課堂上說，這個字是在一個很珍貴的文獻上看到的，那是一本在曼徹斯特大學圖書館中找到的手寫書。

十九世紀的醫療，大多專注在感染症與營養不良的問題，像帕金森氏症這種神經類的疾病，長久以來不被人注目。雖然希特勒也曾罹患這種疾病，但診斷並不明確，也沒有用任何方法治療。在二十世紀後半神經科學的發展之下，帕金森氏症成為了第一個有辦法被治療的神經變異性疾病，於是社會大眾才知道這個名字。

社會革命家

帕金森發行了好幾本以一般民眾為對象的醫學啟蒙書。在外科手術尚未成熟的當時，脫腸，也就是所謂的腹部脫疝是一個很大的問題。當時由於許多勞動者的肉體十分貧乏，一旦出現脫疝的狀況就沒辦法工作，故帕金森編製了手冊，說明脫腸的預防方式，以及脫腸帶的製作方法。他也曾說過碰上攻擊人類的流浪狗時該如何應對，並說明如何分辨正常的狗和得到狂犬病的狗。另外，他還試著從貧困、受虐待者的角度，說明精神病院應有的法規限制與矯正精神疾病患者的必要性。

可以想到的是，三十歲後半的帕金森成為了社會革命家。在傳統的身分制度與初期資本主義的發達下，當時的英國一直有著相當明顯的貧富差距。當發生在多佛海峽對岸的法國大革命理念延燒到英國時，衝擊了帕金森的思想，讓他熱血沸騰。於是加入了名為倫敦通信協會的社會主義團體，以「Old Hubert」為筆名，寫下《寫給因反叛嫌疑而被逮捕之人的妻子》等手冊。

他的主張是，藉由無流血的革命讓下議院成為真正的國民代表、減輕貧民的賦稅、訂定出明確的刑罰標準等，以現在的眼光看來都是再正常不過的事。不過，對於巴黎的大革命感到恐懼的政府當局，把帕金森視為擁有危險思想的恐怖份子，對他特別注意。一七九四年，樞密院以計畫暗殺國王喬治三世為由，把他與其他嫌犯叫到面前。他們懷疑犯人以空氣槍對國王發射含毒子彈（**Popgun plot**，水槍暗殺事件），但這是一件冤案。其中許多人最後被逮捕，帕金森則以言詞為自己開脫，最後被釋放。不過在此之後，他就不再熱衷於這方面活動，把精神與心力改放到醫學研究、醫學啟蒙，以及古生物等自然科學上。

2 新大陸的生化攻擊與種牛痘任務

打開美國東部的地圖，可以看到許多源自於原住民語言的地名。波多馬克、薩斯奎哈納、俄亥俄，還有曼哈頓等。不過，現在已經幾乎沒有人在說這些語言了。

龐蒂亞克起義

小時候，爸爸曾帶我去看過一部電影，那部電影描寫十八世紀時，一場美國原住民與當時的英國軍，在現在底特律附近發生的戰爭。戰後的和談中，白人將領贈送毛巾給原住民，做為友好的證明。然而在這之後，原住民則一個個出疹，並因高燒而倒下死亡。因為那些毛巾原本是病人使用的毛巾。最後一幕中，這個白人被原住民抓住，綁在柱子上。戴著長羽毛頭飾的酋長則將剛才提到的毛巾全部蓋在他的身上，就這樣放置在草原上後離去。於是，夕陽下的草原中，他的臉開始出疹，並逐漸蔓延至全身，接著潰爛冒出黑色的膿，在痛苦中嚥下了最後一口氣。那個場景至今仍烙印在我的腦海裡。我還記得，當聽到爸爸說「是天花啊」時，不禁讓我起了一陣雞皮疙瘩，甚至有點想吐，突然覺得學校有幫我們在肩膀上種牛痘實在太棒了。

這部電影的名稱為《真紅的騎兵隊》（原名為《Battles of Chief Pontiac》，一九五二年），描述一場在美國獨立戰爭前夕的一七六三年至一七六六年，以龐蒂亞克為盟主的原住民聯軍，與英國殖民地軍隊之間發生的戰爭。幾乎沒有集體免疫力的原住民，在天花前一一倒下。電影中強調這些英國人用了細菌戰這種被視為禁忌的手段，讓美洲原住民衰亡。

在這之前，與白人直接接觸的原住民不僅限於北美洲，南美的印加帝國、墨西哥的馬雅、阿茲特克人等民族，也因為歐洲傳來的疾病造成大流行，使得數千萬人在短期間內大量死亡。其中又以天花（痘瘡）的死亡率最高。天花在阿茲特克的死亡率高達百分之三十五，北美原住民的死亡率則高達百分之五十到一百。甚至有四萬人的聚落在天花流行過後只剩下數百人的記錄。當初，原住民們將這種疾病視為神明的懲罰，反而變得尊敬未罹患這種病的白人。

種牛痘的開始

西元前十二世紀的埃及法老，拉美西斯五世的木乃伊上就留有天花的痕跡。十八世紀的歐洲中，百分之十到十五的死者身上有天花的痕跡，而其中的百分之八十還是兒童。就算存活下來，膿包也會留下痕跡成為痘痕，破壞外表。更嚴重的是，天花還有可能造成角膜的損傷。有人認為天花是當時喪失視覺的最主要原因，使美洲原住民沒辦法在大自然中生活，人口迅速減少。

天花在舊大陸的流行之所以不像在新大陸那麼嚴重，或許是因為各地都有種牛痘的習慣，故舊大陸的人有集團免疫力。中國宋代（西元一〇〇〇年左右）時，會將症狀輕微患者的痂皮吹入小朋友的鼻孔內，進行種痘（《古事類院》、《種痘傳習錄》）。植入人類痘瘡的做法稱作人痘，歐洲的第一個種痘記錄，是將土耳其的天花病患的痂皮，帶到英國植入英國小孩體內。這是歐洲第一個正式的種痘記錄，不過那時歐洲各地的平民間早有各種「購買痘瘡」的風俗。雖然機率不高，但這種種痘方式還是有可能讓被種痘者發病，有時甚至會造成死亡。種人痘的死亡率大約在百分之二至四左右，與自然感染的天花相比，雖然種人痘的死亡率較低，但以一個預防方式來說，風險仍偏高。

英國外科醫師詹納（Jenner）之所以改種牛痘，是因為發現擠牛奶的女工們，手部容易罹患輕微的痘瘡，卻不會感染人類的痘瘡（天花）。他在一七九六年五月時，將牛痘的膿接種至傭人的孩子體內，過一陣子再為其接種天花，而孩子並沒有發病。他在一七九八年時發表了種痘的論文，很快地便流傳開來。

卡洛斯四世

這時候的西班牙王，*卡洛斯四世（Carlos IV）是太陽王路易十四的曾孫。他與波旁王朝本家的路易十六一樣是一位善人，但統治能力卻不怎麼樣。他的興趣是把玩時鐘和狩獵，卻因為優柔寡斷，無法統合王室的意見，為國家帶來很大的災難，遭受大量的批評。隔壁的法國本家因大革命而滅亡，使西班牙處於拿破崙侵略的狀態下。卡洛斯四世就是在這個糟糕的時代，背負著一國命運的不幸國王。

因為路易十五是因為天花而死亡，故他的兒子路易十六接種了人痘，卡洛斯四世則不確定是否有接種過。卡洛斯四世的女兒瑪麗亞・路易莎因天花而死亡，在一八〇〇年的歌雅名畫《卡洛斯四世家族》中，並沒有她的身影。疾病的症狀不分貴賤，故瑪麗亞死亡時想必也是全身長滿了膿包。甚為驚嚇的王妃，馬上為三名王子接種了牛痘，他們後來也確實沒有發病，在三天的輕微發燒後便恢復正常。

卡洛斯四世知道牛痘的效果以後大為感動。他想到，被派遣到新大陸的帝國臣民們飽受天

---

*註：有時翻譯成查理四世。

花之苦，故他想將種痘的好處賜予位於海外的臣民。他在一八〇三年九月一日時發布了敕令，交給醫師方濟・沙勿略・巴爾米斯（Francisco Javier de Balmis）一個任務，那就是到西班牙位於美洲、亞洲的屬地，無償提供種痘的服務。教導當地人如何種痘，留下種痘的記錄，並準備未來需要的疫苗，也就是確保弱化毒性後的病毒株可以一直延續下去。

繞世界一周的巴爾米斯

一八〇三年十一月三〇日，身負種痘任務的船隻，瑪莉亞・畢達號載著大量種痘手冊，從拉戈爾那港離開西班牙。一行人包括隊長巴爾米斯、副隊長沙爾巴尼醫師、三名外科醫師、兩名救護人員，以及四名男性褓姆與二十二名孤兒，可說是相當奇怪的人員組合。當時的技術無法長期保存牛痘的種苗，牛痘若保存在體外，效果會越來越弱。故本次任務才需要戴著不曾感染過天花的孤兒們用來培養牛痘。在出航前，醫師們會先在第一個孩子的手腕上接種牛痘，經過十天左右，再用這個孩子的膿為下一個孩子接種。膿裡面含有牛痘的活病毒，故可藉由持續接種的方式進行繼代

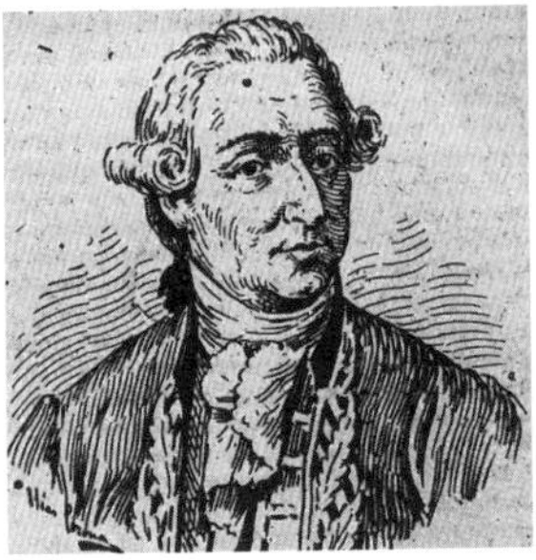

巴爾米斯

培養。為了防止途中出錯，他們一次會為兩個小孩接種。

隔年二月，他們抵達了加勒比海的波多黎各。由於丹麥人已將種牛痘的方法傳授給這裡的人們，因此他們再度出發，於三月時抵達南美洲的委內瑞拉。此地相當歡迎這個「國王的贈禮」，因為它讓孩子們的性命不再被疾病奪走，使人們從惡夢中解放出來。

接著一行人分為兩路。副隊長沙爾巴尼沿著陸路抵達南美洲的哥倫比亞、厄瓜多、秘魯、玻利維亞、智利等地，在每個地方執行的種痘人次都達數萬人以上，在秘魯甚至達到了十九萬七千人，可說是一個苦行般的任務。沙爾巴尼在途中感染過幾次熱病，到了一八一〇年時，便以三十四歲的年輕身姿，埋葬於哥倫比亞的泥土下。

另一方面，巴爾米斯則繼續乘坐著船，並進行著種苗的繼代培養，往墨西哥前進。他在墨西哥找了二十六名四到六歲的孤兒，於一八〇五年二月五日，再由阿卡普高出航，進入太平洋，於五月十六日抵達菲律賓的馬尼拉。他在這裡除了開設種痘所，積極為民眾種痘之外，亦將牛痘種在東南亞原產的小水牛上，進行不經過人類的繼代培養。再採取於種痘時使用的組織液，裝在玻璃瓶內運送到遙遠的地方。

西班牙人派遣哥倫布出航，發現新大陸，開啟了大航海時代，可說是一個冒險心旺盛的海洋民族。傳教士方濟・沙勿略（San Francisco Xavier）不只來過日本，也曾在亞洲各地留下足

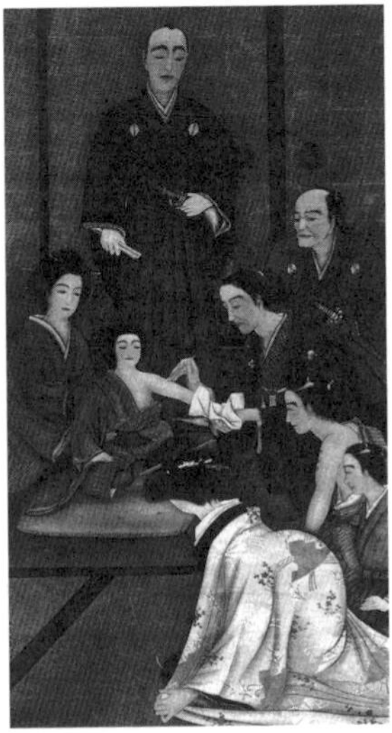

陣內松齡《直正公嗣子淳一郎君種痘之圖》（佐賀縣醫療中心好生館藏）

跡。兩百六十年後的醫師方濟・沙勿略・巴爾米斯也曾在澳門、廣東等地進行種痘工作。一八〇六年九月七日，巴爾米斯回到了馬德里。隔年，西班牙受到拿破崙率領之法國軍隊的侵攻，被迫讓出王位的卡洛斯四世流亡至義大利，於一八一九年死亡。同一年，巴爾米斯也結束了六十六年的人生。

來到日本

可惜的是，當時的日本在德川幕府的鎖國政策之下，使得第二位方濟・沙勿略無法踏上日本國土。雖然有從中國經長崎傳入「泰西種痘奇法」，但種痘用的種苗卻沒有一起到來。當時發生佐賀藩天花大肆流行。在藩主鍋島直正（閑叟）的努力之下，終於在一八四九年七月，從位於長崎出島的荷蘭商館獲得了種痘用種苗，並於八月時，成功接種於直正的子嗣上（如圖）。於是，接種的方法便迅速傳至整個日本，十一月時，名古屋的醫師伊藤圭介也為自己的孩子種痘並留下記錄。尾張藩於一八五三年設置了由伊藤圭介負責的種痘所。而到了一八五八年，幕府終於也在江戶的神田開設「御之池種痘所」。

一八六〇年代早期，後來的明治天皇祐宮，也曾接種過牛痘。不過在祐宮接種牛痘前，皇室事先將牛痘接種在公家野宮定功的女兒身上，以確認其安全性。要將原本產自牛的痘苗注射進未來要即位成為天皇的祐宮體內，在當時被認為是很骯髒的做法，故必須秘密進行。之後天花開始流行時，祐宮的父親，孝明天皇在知道祐宮已經接種過牛痘之後便安心了許多。不過他自己似乎仍不打算要接種牛痘的樣子。

如果孝明天皇那時決定要接種牛痘，想必幕末、維新時的情勢應會呈現出另一種風貌吧。陷入尊王攘夷的風波的天皇，在大政奉還的一年前，一八六六年的十二月因天花而駕崩。當時雖然發熱、出疹、水泡、膿包等典型症狀皆順利恢復，不過天皇後來去神社治療後遺症的眼病時，卻因為持續出現肛門出血的情況，並因此死亡。由於這時的天皇正在與幕府協調公武合體的路線，故倒幕強硬派的岩倉具視便被誣陷為毒殺天皇的兇手。

明治天皇與種痘

天花在日文中之所以又叫做天然痘，是因為天花會自然而然地流行起來。為了與人工感染的種痘區分開來，故稱為天然痘。雖然不曉得是種痘在日本是什麼時候開始的，不過在明治四年十一月的報紙中，一則來自政府的命令寫道「為了讓人民不要得到天然痘，命令民眾應接種牛痘」。當時的文士，假名垣魯文在《安愚樂鍋》中寫道「種痘為天下之仁術、肉食為萬民的營養」，描述當時的人們將種痘與肉食視為文明開化的象徵。

明治八年（一八七五年），天花流行之際，已接種過牛痘的明治天皇再次接受種痘，也就是所謂的追加接種。天皇將這次的接種一事公之於眾，皇后與幼小的公主也接種了牛痘。既然上面的人都做出了表率，底下的人也能放心地讓醫師刺傷身體，注入牛體液的萃取物至體內，使天花的預防普及至大眾。這也讓二十世紀後半成為醫師的我，完全沒有天花的臨床經驗。

世界上感染天花的最後一名患者出現在一九七九年的非洲索馬利亞，自此之後，人們認為天花已被消滅，不需再進行種痘。但可怕的是，冷戰時期，有些國家開發了高毒性的天花病毒，準備做為細菌武器。這些病毒株還有被保留下來。要是在某些原因下，這些病毒流出至沒有免疫能力的人類社會中，就會重現當年新大陸的情況，使整個世界陷入恐慌。

3　拿著提燈與鐵鎚的貴婦——南丁格爾

斯庫台醫院

土耳其伊斯坦堡可說是文明的十字路口。古街道的末端是住著蘇丹與後宮佳麗居住的托普卡匹皇宮，從皇宮的陽台看下去，可以看到連接地中海兩旁，馬摩拉海與黑海的伊斯坦堡海峽。對岸亞洲側的房子，看起來還比較有西洋風格。有著橘色屋頂的建築物是土耳其軍的司令部。這個建築物在克里米亞戰爭時被用來當做英國軍的醫院使用，也就是南丁格爾活躍的斯庫台（Scutari）醫院。

這座建築物只有三層樓高，不過側邊卻長達一百五十公尺。剛抵達的南丁格爾說，眼前的建築物閃耀著金色光輝，就像是偉大的巨人宮殿一樣。然而，內部卻是一片令人不忍卒睹的景象，她引述但丁《神曲》地獄篇的開頭文字「若想進入此地，請捨去希望」。

出身

佛羅倫斯・南丁格爾於一八二〇年五月十二日，誕生於英國一個紳士階級的富裕家庭中。雙親的新婚旅行，以兩年時間走遍歐洲大陸各地。途中，在佛羅倫斯近郊生下南丁格爾，並以出生地的英語讀法將她命名為佛羅倫斯。順帶一提，大她一歲的姊姊也是在新婚旅行途中生下的。

雙親讓姊妹們學習教養、藝術、學問等各種知識。他們學會讀寫拉丁語，也藉由家教學習數學。擅長繪畫的姊姊所畫的百合，後來也成為了英國紙幣上的圖樣。順帶一提，這張紙幣的另一面，就印了南丁格爾自己的肖像畫。

南丁格爾在慈善活動中接觸了許多貧困的農民，當她看到因病而狀況不好的患者們時，便開始對護理產生興趣。當時護理師的地位相當低，在社會上並不受到尊敬，故雙親相當反對。

於是她想到了一個方法，就是改宗為天主教。與英國國教不同，天主教的國家中，從事護理工作是修女的傳統，這將能使她接受部分正規護理訓練。不過，雙親在知道她的改宗動機並非信仰之後，就拒絕了她的請求。

經過百般曲折後，雙親屈服，使她順利進入德國萊茵河畔凱撒斯韋特的教會學園內短期留學，學習護理課程。而在一八五三年，三十三歲的她成為倫敦「淑女醫院」的護理長，提升了看護的基準，她也開始思考，醫院建築的結構該怎麼建造。

南丁格爾在十九歲時便曾謁見過維多利亞女王，成為一名上流階級的淑女後，豐富的人脈在往後成為支持她活動的力量，也讓她得以推廣想法。

克里米亞戰爭

一八五三年，俄羅斯入侵黑海沿岸的土耳其領地，爆發克里米亞戰爭。隔年的一八五四年，英法參戰。對英國來說，他們參加了一場與自己無關的戰爭，卻因此流了許多血。

九月，烏克蘭發生了戰爭，在沒有護理人員的情況下，傷兵一直往船上堆，從伊斯坦堡（Scutari）醫院送來的藥物、醫療用品，與衛生資材根本不夠用，只能讓病人躺在床上，使他們的症狀更為惡化。看護兵多為裝病的士兵或酒精中毒患者，水準十分糟糕，而且症狀較輕的患者還必須照顧重症患者。這種悲慘的情況經泰晤士報報導後，引起英國人廣大的議論。一心想做護理師工作的南丁格爾，認為這樣下去不行，於是寫信請軍方讓她過去支援。於此同時，陸軍部長席德尼・賀伯特（Sidney Herbert）也寫信給南丁格爾請求她前往支援。兩人的信件就在郵局內擦肩而過。

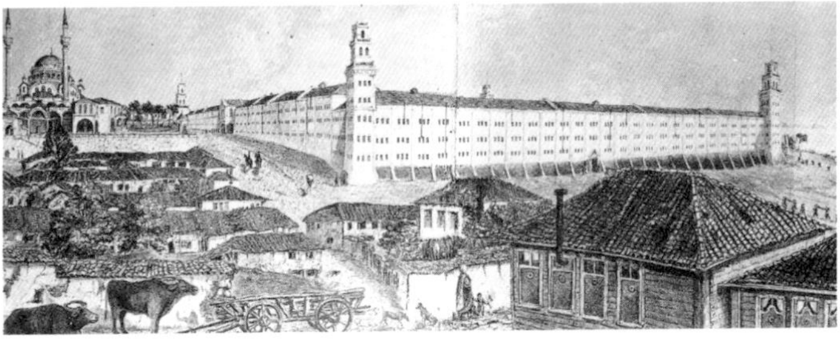

十九世紀初的斯庫台軍營

前往斯庫台醫院

十一月四日，在「駐土耳其英國陸軍醫院護士長」的人事任免命令之下，南丁格爾前往斯庫台就任，同行者包括三十八位護理師與十五位修女。當地的衛生狀態只能以悽慘來形容，瘦骨嶙峋的士兵們身上甚至還長了蛆，皮膚潰爛、感受不到希望、嘴巴說不出話，就只能躺在床上。她們抵達的隔天，發生了因克爾曼戰役，除了負傷者以外，痢疾、凍傷、壞血病、飢餓的患者也被陸續送到醫院。平時只要花四天便可完成的事，卻會拖到兩週以上。

不僅衛生狀態越來越糟糕，醫院本身也有許多問題，特別是補給方面。另外，對她反感的軍醫們甚至發起了破壞行動。對南丁格爾來說，最要緊的事是確保物資與補給充足，並建立起醫院的秩序。她對醫院負責人的官僚態度感到相當不悅，於是她與泰晤士報的記者到市場以私人經費購買必要物資，捨棄了淑女原本的端莊賢淑。後來她自己曾說過「在我該做的事中，護理工作並不是最重要的一環」。

另一方面，重症患者陸續被送到醫院，最後收容的人數接近兩千人，她必須寫信給傷患的家人。由於沒有手術房，因此截肢等外科手術，都必須在病房內，在其他患者的眼前進行。她總是到處去蒐集可以遮擋的屏風，手術時她也常站在一旁觀看。

醫院有三層樓，每一層樓的走廊有七百三十二公尺。白天的繁重勤務結束後，就寢前，她會拿著提燈在醫院內繞一圈巡視。士兵們在信紙上寫下了這樣的身姿，當時美國詩人朗費羅（Longfellow）則以此為依據，寫下「提著燈的淑女」一詩，使白衣天使的形象根植人心。

醫院的高死亡率

前線送來的傷兵一天比一天多，處於病患過度密集狀態的軍醫院，為了防寒而緊閉門窗，還用草蓆鋪滿了走廊的磁磚地板。一位護理師回憶「每天都會有臉色蒼白的人死去。……數天之內，有好多個原本很信任我的人們就這樣離開」、「這個醫院的截肢手術，幾乎都不會成功……明明那些在戰場上截肢的患者們幾乎都成功恢復了」。這個時期的斯庫台醫院，手術後死亡的機率為百分之八十。

到了一八五五年，光是冬天就有四千人以上死亡，其中甚至也包括了軍醫、護理師、醫院

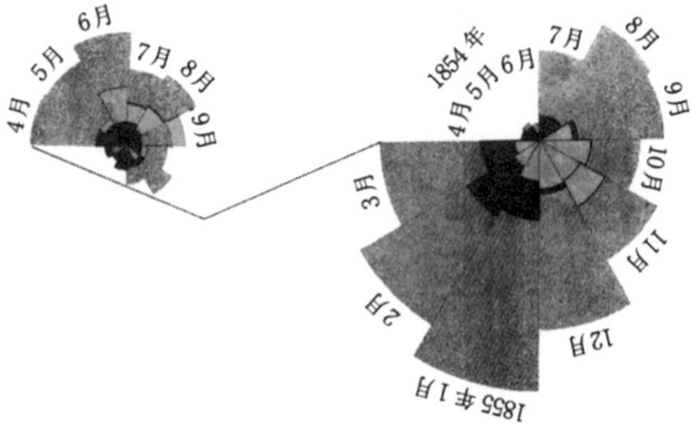

南丁格爾表示死亡率的玫瑰圖

從一八五四年秋天開始，死亡人數（扇形面積）逐漸增加，而環境改善後則迅速減少

的補給人員等。另一方面，物資更為不足的巴拉克拉瓦（Balaclava）野戰醫院，死亡率卻遠遠低於這裡。

為什麼會出現大量死亡呢？一九七四年，陸軍醫務局試著由護理師們的敘述，分析病患們的死因。多數士兵是在住院後不久隨即死亡，其死因大多為痢疾或傷寒。以當時的醫療能力而言，面對這些疾病時並沒有適當的治療方法。

前線的生還者中，幾乎沒有人是從斯庫台醫院回來的，這實在相當奇怪。因此英國首相巴麥尊勳爵（3rd Viscount Palmerston）在倫敦成立委員會，於三月時派遣調查團到當地調查。他們接受了南丁格爾的意見，改善下水道與換氣設備等衛生條件。南丁格爾還雇用了士兵們的妻子，在醫院的旁邊設立洗衣工作室。五月時，死亡率便下降至百分之五，次年冬天更是下降到百分之二。

之後，南丁格爾接到了人事命令，她被指派為「克里米亞戰區之所有英國野戰醫院的物資補給分配官」，於是她到處走訪各個戰場與野戰醫院。有好幾次甚至染上疾病，徘徊於生死邊緣。

手持鐵鎚的貴婦

一八五六年的巴黎條約簽訂後，克里米亞戰爭宣告結束。七月時，她以史密斯這個假名回國。據說她討厭自己被當成偶像。南丁格爾覺得，比起為了調度資源而四處奔走的自己，在她底下默默待在病患身邊照顧他們的護理師們，還比較符合白衣天使這個稱呼。

回國後，她盡可能避免出現在人們面前，而是把自己關在自家二樓。社會上出現了各式各樣的臆測，有人猜她因為在斯庫台看到了大量死亡而產生ＰＴＳＤ（創傷後壓力症候群），或是猜她在戰場上感染到疾病而產生後遺症，也有人猜是慢性疲勞症候群。

不過，在戰後的調查委員會中，透過前陸軍部長賀伯特，闡明戰地醫院的補給與衛生狀態，並提出各種改善方式。當陸軍部長表示不贊同，就會被南丁格爾嚴加斥責。就是因為環境未見改善，才使得斯庫台的悲劇越來越嚴重，最後南丁格爾還要自掏腰包維持環境，這讓在場的人們受到很大的感動。

南丁格爾闡明個人主張時，運用少女時期所展現的數學天份，使用英國國內各醫院與地區的患者統計數字做為依據。其中，她為了讓大眾能迅速瞭解到斯庫台的大量死亡，以及新方案實施後的大幅改善，她想出了一種新型態的圖表來呈現這些資訊。做為公共衛生統計的先驅者，她在一八五九年時，被選為英國皇家統計學會的第一個女性會員，之後亦成為美國統計學會的名譽會員。

南丁格爾把矛頭指向英國陸軍整體的衛生環境，她指出，就算沒有戰爭，陸軍每年仍會死掉一個*連隊的士兵，便要求軍方盡快改善。有人說，她那不接受妥協的態度，與其說是拿著提燈，不如說是拿著鐵鎚的淑女。後來她成為印度公共衛生問題的顧問，歷任印度總督在赴任前都會拜訪她表示敬意。

醫院管理

南丁格爾曾鑽研過醫院建築，設計了可提升換氣效率的亭式（pavillion）醫院建築，以及可集中管理患者與護理師配置模式的醫院。她在克里米亞戰爭結束後寫下的《Notes on Nursing》（護理筆記）與《Notes on Hospitals》（醫院筆記）中，是基於親身經驗，強調應維持病房與醫院的衛生狀態。她也指出了今天我們所說的醫院管理、風險管理、感染預防措施的重要性。在南丁格爾的貢獻下，過去不被社會看重的護理工作，也逐漸獲得大眾的理解。

今日南丁格爾被視為「白衣天使」的始祖，不過，她是在克里米亞戰爭後十五年，大約在一八七〇年時，才把目標轉向護理教育與護理活動。

在我還是新手醫師的時候，曾看到教授在搭電梯時，向資深的護理師慎重地問好。後來我問教授對方是誰，他說是大學醫院的護理長。

「醫療活動不是只有醫師而已。在護理師細心照料下，我們醫師才有辦法完成任務。這些偉大的護理師們，為了讓整個醫院能夠順利運作，隨時都在關注著一切。而且，哪位醫師人品如何，她們都看得一清二楚，所以不尊重護理師是不行的喔。」

這是恩師在我年輕時，給我的一則教導。

*註：大約為一至兩千人。

4 與狂犬病奮戰——吉約丹與巴斯德

野生動物的流行病

在海外留學時，我曾在美國東部的高速公路上奔馳。那時偶爾會看到有著條紋狀尾巴的浣熊趴倒在路面上一動也不動，是被車子撞死的浣熊們。

在留學地點的中樞神經感染症部門，有一位女性研究者給我看了一個浣熊小腦的顯微鏡標本。「可以在普金斯細胞（Purkinje cells）內看到內基氏體（Negri bodies）對吧。那是狂犬病病毒和蛋白質結合產生的複合體。這裡的野生動物族群流行著狂犬病。牠們之所以會撞向車輛，或許是因為得到狂犬病，腦部出了某種問題的關係」。

美國的野生動物疾病仍是個很嚴重的問題。除了浣熊之外，狂犬病也在狐狸、臭鼬、蝙蝠等動物族群中蔓延。有關單位正在討論對策，如在捕獲浣熊後，接種疫苗再放回；或者是將含有口服疫苗的餌食撒在動物棲地等。但無論哪種政策都需耗費龐大費用。

狂犬病

在日本，自一九五七年以來，無論是狗還是人，都不曾出現過狂犬病的本土病例。不過，有時會出現在從開發中國家回到日本的歸國旅客身上。二〇〇六年，就有一位日本人在菲律賓被野狗咬到，卻沒有在當地接種疫苗，回國後發病。狂犬病的致死率高達百分之百。

狂犬病發病時，精神狀態會變得相當不穩定，對於聲音和光線的刺激變得十分敏感，還會出現痙攣情況。看到水也會痙攣，故又稱作恐水症。

狂犬病是一種很早就有記載的疾病，在西元前三、四世紀的古美索不達米亞，以及西元前六世紀的中國，都有記錄提到狂犬病，而歐洲則是到了近代才陸續出現相關記錄。十八世紀的法國，有許多醫學論文提到了這種疾病。與人們過去的認知不同，這些論文指出狂犬病並非自然發生的狂暴化疾病，而是被患有狂犬病的狗咬傷之後才會發病。然而，人們並不曉得治療方式，導致在公共衛生上成為了一個很大的問題。一七二五年，巴黎為了預防狂犬病，以法律規定飼養的犬隻都必須以鍊子拴起來，歐洲其他都市也陸續跟進。

吉約丹的計劃

十八世紀後半，一位巴黎大學醫學部畢業，才華洋溢的醫師，約瑟夫・吉約丹（Joseph Guillotin）認為應盡快開發出狂犬病的治療方法，於是提出一個實驗性的治療計畫。他打算先讓有狂犬病的犬隻咬死刑犯，使其染病，再嘗試用各種方法治療罹病的死刑犯。曾指出雷電是一種電的物理現象，著名科學家富蘭克林，曾指名吉約丹為共同研究者，但最後，這個狂犬病實證研究計畫並沒有通過。這時，在多佛海峽與法國相對的英國，亨特也想試著用狂犬病犬隻的唾液進行接種，但最後也沒有進行以人類為對象的實驗。

斷頭台的推廣

吉約丹醫師在一七八九年的法國大革命中，被選為國民議會的議員。當時貴族若被判死刑會以斬首的方式行刑，可憐的平民則會用車裂、絞刑等方式處死。討厭殘忍死刑方式的吉約丹，想要推廣一種不會讓人感到痛苦的人道方式執行死刑。就是用一把銳利的刀刃，在一瞬間切下頭顱的裝置。發明這個裝置的另有其人，不過，這個裝置卻以他的名字在德語中的讀法為名，並以這個名字廣為人知，那就是斷頭台（Guillotine）。

做為法國醫學會的大人物而相當活躍的吉約丹，活到了七十六歲。在他過世的前一年，一八一三年，同為法國醫學者的馬讓迪（Magendie）等人，試著將從狂犬病患者身上採取的唾液接種到狗的身上，讓狗發病。這個結果證明了唾液中藏有某種東西，可做為狂犬病的傳染媒介。

巴斯德

一八八五年，法國的路易・巴斯德在實驗中將狂犬病動物的組織接種到猴子的腦內，經過好幾次感染，將病原體疊代培養下來後，這種未知病原體的毒性會越來越弱，發病的情況也越來越輕微。另外，將遭感染的兔子骨髓乾燥後，病原體的致病性也會大幅衰弱，若將這些病原體注射至五十隻狗內，且先從弱毒性的病原體開始，慢慢加強毒性，注射多次病原體後，發現這些狗並不會發病。這就是現在我們說的減毒疫苗。

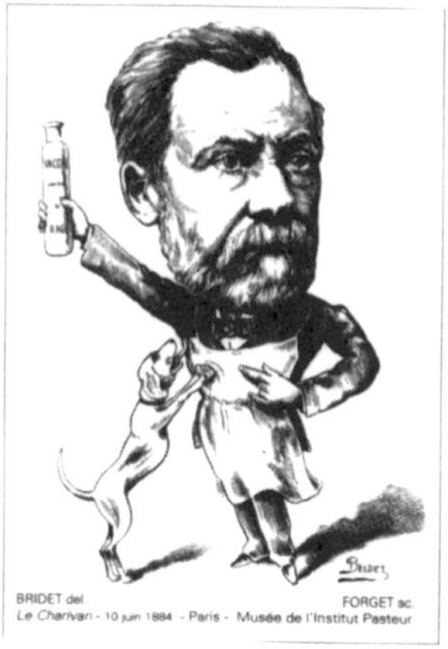

以狂犬病疫苗聞名的巴斯德

這一年的五月二日，一位曾在三月時被狗咬到，開始出現狂犬病症狀的六十一歲男性，他接種了巴斯德的毒性弱化狂犬病病毒，接種量約一毫升。是首次接受接種的人。巴斯德不是醫師，故接種工作交給了名為路的年輕醫師進行。患者在數天後出現了典型的狂犬病症狀，不過在三週後便治癒出院。接著在六月二十二日，一位被狂犬咬到嘴唇，發病的十二歲少女被帶了過來，同樣接種了弱化毒素疫苗，卻在隔天馬上死亡。

巴斯德並沒有發表這兩個例子，而是在一九九五年出版的實驗記錄中提到。當時，有不少人在被狗咬過後覺得恐怖，因心理因素而產生各種症狀，於是前來看診。巴斯德之所以不發表第一個例子，大概就是因為沒辦法否定這種可能性，至於第二個例子中的少女則明顯是個無效的案例。

約瑟夫・梅斯特爾

七月六日，有兩位兩天前在阿爾薩斯被狂犬咬傷病患，被送到巴黎巴斯德研究室內。其中一位是大人，他是狗的飼主，身上沒有明顯的咬傷，而另一位則是九歲大的少年約瑟夫・梅斯特爾（Joseph Meister）則被咬得渾身是傷。小兒科教授，且在神經學領域頗有名氣的維爾皮安（Vulpian）診斷他為狂犬病，已瀕臨死亡。巴斯德則在維爾皮安的監督下，將當時僅於犬隻身上確認有效的弱化狂犬病病毒注射至少年體內，在十一天內注射十三次，最後成功救回少年的性命。是狂犬病患生還的第一個例子。

十月時，他又成功治療了另一名患者。使得全歐洲的狂犬病患者都聚集至此尋求治療。這種疫苗的意外死亡率僅有百分之一。梅斯特爾終其一生都非常感謝巴斯德，後來他便在巴斯德的研究所擔任介紹人。

是挑戰還是亂搞

現在的我們已經知道狂犬病是因為病毒感染了中樞神經系統，進而導致發病。然而在那個年代，並不曉得病原體是什麼，也沒有免疫的概念，只有動物實驗所得到難以解釋的結果。被狂犬咬過的患者們來到巴斯德的研究室，他們的選擇只有兩條路，一條是乖乖等死，另一條則是死馬當活馬醫。在當時而言，巴斯德的治療方式是超脫於常識的醫療行為，而且他又不是一位醫師。在魔法與科學剛被分離成兩個領域不久的十九世紀，只要走錯一步路就有可能會被逮捕，可說是一種帶有賭博成分的治療方法。在接下來的日子中，他受到很多關於醫學倫理的批評，不過在一場公開的醫學學術研討會上，著名的神經學者，讓・馬丁・沙可極力擁護巴斯德的主張，使爭論告一段落。

現代對於開發新型醫療方法，需要準備被認為有效果的實際藥物、無效果的安慰劑，然後在連醫師也不曉得哪個是有效果藥物的情況下，供病患使用。這種實驗方式稱作雙盲試驗。然而，像狂犬病疫苗，不同治療方式會直接關係到病患生死的情況，又該怎麼設計實驗呢？有時候，過於嚴重或過於鮮明的後果，會讓對照組的實驗（也就是使用安慰劑的組別）看起來就像是犯罪。不管是哪個時代，想要測試最尖端的醫療方式，通常都會牽扯到人體實驗的複雜倫理問題。

5 瑪麗・居禮的黑色汽車──將X光帶入野戰醫院

法國巴黎拉丁區（Quartier latin）中心就是大名鼎鼎的索邦學院，現在則是*文科的巴黎第四大學。十二世紀時，索邦學院做為巴黎聖母院的附屬神學院創立，是歐洲最古老的大學。十六世紀時重建的本館與周圍的建築物形成了獨特的古風。

在這些街道中，有一條街名為皮耶與瑪麗・居禮街（Rue Pierre et Marie Curie），就是紀念居禮夫婦。街角有一幢古老的建築物，那就是居禮夫婦的研究所，他們就是在這邊進行包括鐳元素輻射線實驗等各種嶄新研究。

鐳的提煉

一九一四年九月三日，索邦學院物理學教授瑪麗・居禮，將一公克的鐳放入二十公斤的鉛容器裡面，然後從巴黎開車載運到波爾多。那些鐳是年輕、沒有任何金錢及社會地位的瑪麗與

*註：已於二〇一八年與巴黎第六大學合併為索邦大學。

亡夫皮耶，靠著一股衝勁，一起從數噸的鈾礦礦渣中提煉出來的東西。

她以解釋鐳衰變的輻射能理論，於一九〇三年與丈夫皮耶，以及亨利・貝克勒（Hehri Becquerel）共同獲得了諾貝爾物理學獎，並在一九一一年又獲得諾貝爾化學獎。在眾多獎項與豐富的研究經費之下，研究所的成績越來越好，然而她卻因為與弟子間的婚外情傳言而遭受抨擊，使她相當消沉。而皮耶則在一九〇六年時被載貨馬車輾過身亡。

鐳對皮膚腫瘤的治療效果非常好，醫學界曾掀起一股用鐳治療的風潮。第一次世界大戰時，醫師甚至會為失血的士兵們靜脈注射鐳溶液。另外，還出現了含鐳化粧品、飲料、入浴劑、巧克力等產品，引起一陣流行。雖然大部分都是假貨，不過確實有些商品含有高濃度的鐳，是瞄準富裕人士而設計。然而，有些使用者卻因為長期受到體內的輻射影響，危害到健康而死亡。無論如何，鐳在當時產生了龐大的經濟價值，但居禮夫人卻沒有把它私有化，且將獲得的利益捐給自己的研究所。

一九一四年七月末，第一次世界大戰開始。一個月後，進攻速度飛快的德軍空襲巴黎。於是法國政府離開了巴黎，遷往靠近西班牙的波爾多。當時法國政府也請她一同前往，於是居禮夫人就把這些貴重且充滿回憶的鐳，帶到離戰線較遠的波爾多，存放在波爾多銀行的金庫內。

但是，她卻沒辦法像其他人，安分的待在波爾多。在眾人奇異的眼光下，她又搭上軍用列車返回巴黎。一八六七年出生於波蘭的她，在與德國的戰爭中無法直接幫助祖國，因此決定要幫忙視為第二祖國的法國度過危機。

X光檢查車

瑪麗・居禮直覺地認為，倫琴（Röntgen）在一八九五年發現的X光，對野戰醫院的手術來說十分重要。然而在戰場上最關鍵的軍醫們並不瞭解X光攝影的功效。但是，她想當下不是該感到沮喪的時候，必須盡快將X光攝影裝置送至各地野戰醫院。

九月時，法國與德國在離巴黎相當近的馬恩剛開始進行決戰，德軍甚至曾逼近至距離巴黎只有三十公里的地方。這時幾乎已無任何軍用車可供調度，為了讓士兵們盡快趕赴前線，軍方徵調了巴黎所有的計程車與自用汽車。

居禮夫人首先向法國婦女協會尋求協助，獲得了一台汽車。大學內的研究者們幾乎都已出征作戰，只剩下空蕩的研究室。瑪麗・居禮便在這裡蒐集器材，將發電機、X光攝影裝置組裝起來，放到汽車上，製作成X光檢查車（ambulances radiologiques）。瑪麗・居禮設法說服了不情不願的軍隊與行政機關，讓她能夠開著這台汽車到前線的醫院幫助他們。瑪麗・居禮也叫回了剛進入索邦大學學習，卻被疏散到布列塔尼地區的十七歲長女來當她的助手。她就是之後同樣也獲得諾貝爾化學獎的伊雷娜・居禮。

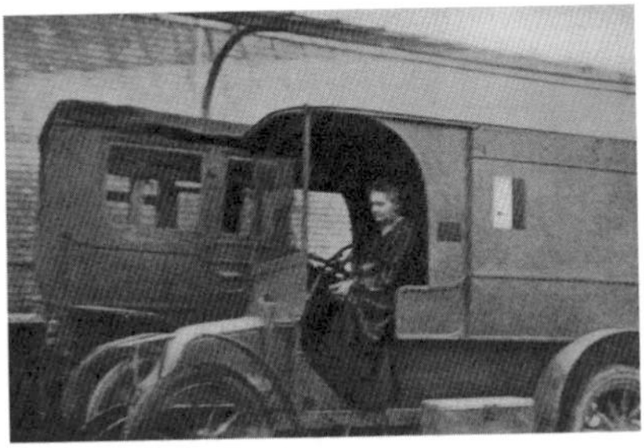

坐在小居禮上的瑪麗・居禮

小居禮

戰後，瑪麗・居禮娓娓道來這段回憶：

「這台小小的汽車，只載了真正必要的工具。毫無疑問的，這台車讓整個巴黎地區留下了強烈的印象。……只有這台車，在戰時完全不休息，到處服務撤退到巴黎的軍隊。一九一四年九月的馬恩河戰役後，大批負傷者被送到巴黎時又變得特別忙碌。在道路狀況許可的範圍內，這台車可以用時速五十公里的速度奔馳。乘客為醫師、輻射線技師、駕駛，只要隊員中有人還醒著，就要負擔許多工作量。」

抵達目的地後，團隊就會請在場的士兵們幫忙，從車上卸下X光裝置的零件，一一組裝起來，再接上發電機，並整備好透視與顯像用的暗室。只要三十分鐘左右就可以完成待命。

「傷兵用擔架抬過來，輕症患者則步行過來。進行X光檢查時，有時會用螢光版攝影，有時則是用透視功能進行手術。……當工作全部結束後，再把裝置收拾起來放回車上，載回基地。同一天內重複許多次相同的工作，隔天亦是。」

瑪麗與伊雷娜一邊看顧患者，一邊操作裝置，進行攝影。連一開始用輕視的態度看待這些裝置的軍醫們，見到她們能夠準確地用圖像在手術前顯示出槍彈的位置，以及骨折等組織損傷的狀況時，都相當佩服這前端技術的威力。這台X光檢查車又被稱作petite Curie（小居禮），而被視為寶物。但說不定這其實是旁人看到熱衷於工作的伊雷娜，為她取的暱稱。

技師的養成

很快的，越來越多人想拜託她們幫忙。瑪麗・居禮從侯爵夫人與大公夫人等上流階級人士手上獲得了大型轎車，也接受了捐款，藉此增設許多移動式X光裝置。還有另一台車為她專用，只要收到電報的邀請就會馬上前往前線。據伊雷娜的說法，那時瑪麗・居禮總是穿著一襲已經很舊的黑色大衣，戴著一頂塌掉的外出用帽，掛著一個黃色、到處都是裂縫的肩包，完全是個中年婦人的形象。袖子上則繡有紅十字的腕章。

開戰第二年的一九一五年四月，載著瑪麗・居禮的車突然一個急轉彎，輪子陷入路肩的水溝，脫離汽車。在貨物室裡的瑪麗則被埋在貨物與裝置裡，幸好她只受了輕傷。飽受驚嚇的駕駛甚至說出「夫人、夫人，您死了嗎？」之類的話語。隔年，四十八歲的她考取了駕照，自己負責駕駛與維修汽車。

軍隊當局也不是一塊鐵板。醫院內也陸續配置了X光攝影裝置，但裝置數量越多，就需要越多人員來操作。在軍醫部的邀請下，瑪麗・居禮在伊迪絲卡弗爾（Edith Cavell）醫院的護理學校內，開設X光衛生人員培育所，也就是X光技師學校。伊雷娜也被叫了回來。戰爭結束前，她們在這所學校內培育了一百五十名專業的X光技師。戰爭結束後，又有十五名美軍人員前來拜訪，參與課程與實習後才回國。

最後軍方共設置了二十台X光檢查車，並在兩百家醫院內裝設了輻射線裝置。在戰爭結束前，共有一千多萬名傷兵受惠於瑪麗・居禮的想法與行動。

氡針

這個時期，她還投入了另外一個工作，那就是氡針的發明。直到現代，人體組織的輻射作業仍會使用這項工具。當時，鐳已被應用在皮膚腫瘤與肉芽的治療，但價格十分昂貴。而鐳放著不管，會衰變成具輻射性的氣體——氡，釋放出來。因此，瑪麗・居禮開始思考要如何妥善運用釋放出來的氡。

一九一五年，德軍對巴黎的威脅較為緩和，於是瑪麗・居禮將開戰時送到波爾多存放的一公克鐳拿回位於巴黎的研究所。瑪麗・居禮投入相當多的時間，親手將衰變後四散的氡回收，封入白金製成的細針管內，再將這些針管提供給各醫院。

這項工作不只需要高度集中力，因為是在回收具有危險的輻射性氣體，故可以想像得到，進行這項作業時，會消耗她大量體力。有人說，一九三四年時，她之所以會死於血液疾病，就是因為這個時候吸入過多的氡，造成過多的體內輻射曝露。

一九一八年十一月，德國投降，第一次世界大戰結束。法國勝利，她的祖國波蘭也恢復獨立。勝利的那一天，瑪麗・居禮開著那台已經退役、滿是傷痕的小居禮在巴黎的街道上到處跑。協和廣場上，群眾們甚至爬上小居禮的引擎蓋和擋泥板大聲喝采。

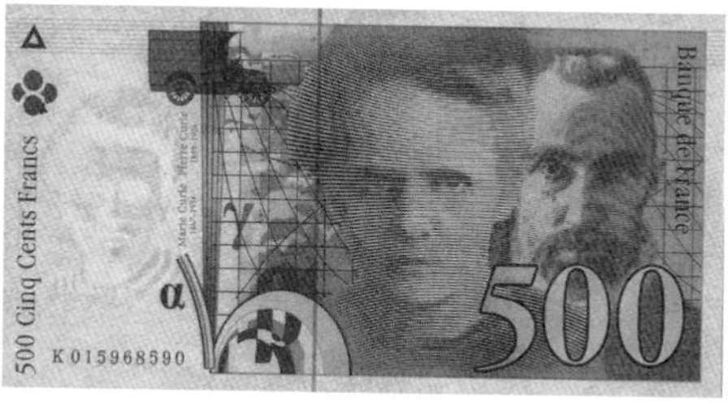

印著居禮夫婦肖像的舊五百法郎

印著居禮夫婦肖像的舊五百法郎紙幣上緣，也印著小居禮的圖案。

醫學與戰爭

這或許不是什麼值得高興的事，但戰爭確實促進了科學技術的發展。戰後，瑪麗・居禮寫下《輻射線醫學與戰爭》一書，其中一段內容如下。

「在戰爭開始之前，X光的實用性非常侷限。……鐳治療法，或者說放射性元素所釋放的輻射在醫療上的應用，也是在戰爭時才得以發展。……十九世紀末的科學，讓我們理解到什麼是輻射線，隨著這些科學知識的發展，又會引領我們得到什麼樣的結論呢？」

在瑪麗・居禮的時代，科學家們對原子核物理學的未來充滿了希望。然而，在相關學問的發展下，我們得到了原子彈。即使是在和平用途上，也曾出現過核能電廠失控等情況。

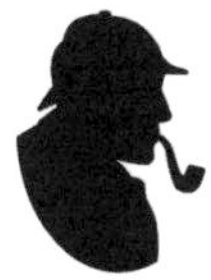

第IV部

君王與醫師

1 咆哮國王喬治三世

英國是一個君主制的國家，皇室家庭是英國的國家象徵，但這卻不表示人民一定很尊敬皇室。英國國王們不時會成為各時代媒體的攻擊目標。特別是這位國王，他常在漫畫、戲劇、電影中「吼——」地大聲咆哮。

漢諾威王朝

英國國王喬治三世（一七三八—一八二〇年）是維多利亞女王的祖父，現今伊莉莎白女王的前六代祖先，屬於來自德國的漢諾威王朝一員。

在他之前的兩代國王都不會說英語，只顧著和情婦玩樂，將政治事務全數「交給別人處理」。然而喬治三世是出生於英國的國王，他很認真地治理國家，深受國民的喜愛，至少他自己是如此認為。在七年戰爭與拿破崙戰爭等歐洲大陸的戰亂中，喬治三世帶領英國取得勝利，並獲得了新大陸與印度等殖民地，還帶領國內進行產業革命，要說有什麼失敗的地方，大概就是讓美國殖民地獨立而已。綜合以上所述，他可說是為未來的大英帝國打下了發展基礎的明君。

然而，這位國王平時雖然是一位模範的明君，卻偶爾會出現脫序的行為。這裡說的脫序行為，並不是沉迷美色或賭博之類的事，而是發狂暴怒。從一七六〇年開始的六十年治世中，他至少就發狂暴怒了五次。在王公貴族會得到的怪病中，梅毒是很常見的疾病，但這位品行端正的國王不太可能會得到梅毒。如果是躁鬱症，症狀又過於非典型，因此這位國王得到的病在長久的醫學史上始終是個謎。

長達半年的大發作

一七八八年，法國大革命的前一年，五十歲喬治三世國王曾有一次病情嚴重到足以留在記錄上，甚至還造成政治問題。六月時，國王的腹痛被診斷為膽管膽結石。接下來的七八月，身體沒有任何症狀。九月時腹痛復發，接著下肢開始疼痛，肌肉力量下降，出現痙攣現象。一開始被診斷為風濕病，在下肢疼痛越來越劇烈後，又被診斷為痛風。接著症狀持續惡化，出現腹絞痛、便祕、心跳過快、突發性大量出汗、雙手顫抖無法書寫，無法移動腳步、聲音沙啞。這時的診斷則是「fever」。在那個沒有體溫計的時代，這個字並不是發高燒，而是表示憔悴、顫抖的樣子。他連續兩三個晚上都睡不著，卻不斷地講話，神情興奮、錯亂，有時還會出現痙攣現象，醫師診斷他為狂亂或發狂。這段期間內，他的尿液顏色變得很深，下臂開始出疹，臉上則出現像是妖精般的紫色色素斑。為了將體內毒素一掃而空，醫師開的處方中包含了催吐劑與瀉藥，且為了調整他體內的體液，甚至用放血或水蛭吸血等方式進行治療。

十一月五日，王太子拜訪了在溫莎城堡養病的國王。王太子是一位生活奢華、喜愛美食、風流成性的人，在嚴肅的國王眼中是個讓人頭痛的兒子。當晚，父子一同用晚餐時，國王被王太子惹怒，對他咆哮一堆髒話後，還抓起他的衣襟扔向牆壁。

國王的精神疾病一直治不好，到十二月時，精神科專家威利斯（Willis）醫師也加入了醫療團隊。他向國王的侍從們說「請你們用管教家中馬兒的方式來管教國王」，於是當國王不服從照護人員的指示時，侍從們便會用床單把國王包裹起來，用鍊子綁在椅子上。

失去統治能力的國王，也會產生政治問題。喬治三世原本與年輕的首相小威廉・皮特（William Pitt the Younger）合作，積極推動國政。但國王發狂的謠言卻在議會引起騷動。反皮特派提出讓王太子攝政的法案，隔年的一七八九年一月，下議院通過了這個法案。

不過，後來國王的病況好轉，二月十二日時對外宣布國王正在恢復中，二月末時已大致恢復，四月二十三日則對外宣布完全恢復。

法國大革命

三個月後，巴黎爆發了法國大革命，喬治三世指派皮特主導政事。首先，為了防止革命波及英國，英國政府決定收容從法國逃過來的難民，並與其他國家組成反法同盟。之後，拿破崙雖然稱霸了歐洲，英國卻也培養出了能與法國單獨抗衡的實力。這段期間內的一八〇一年和一八〇四年，喬治三世的病也曾經短暫發作過。

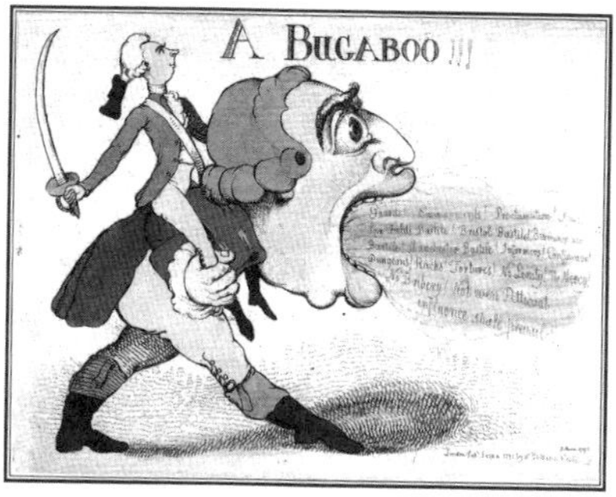

咆哮的喬治三世與操控他的首相皮特

最後一次病情發作在一八一一年。從兩三年前開始，喬治三世就患有白內障與重聽的情形，還出現了和一七八八年發作時相同的症狀。這次負責治療的主治醫師，是之前喬治三世發作時，負責治療的威利斯醫師之子。他開了相同的處方，卻被王妃們反對，希望能用比較緩和的方法治療。這次的醫療記錄也提到了顏色異常的尿液。像是尿液的顏色很深，且在表面浮現出一圈蒼白的圓圈，或者是在尿出藍色尿液、紅色尿液之後，又變成清澈的尿液等等……。

這位國王已經到極限了。人民沒辦法把英國交給一個年紀大，精神又不穩定的國王。此時法國在巔峰時期的拿破崙統治之下，皮特首相卻已在五年前死亡，於是王太子便順理成章地成為攝政王。但是讓整天吃喝玩樂的人攝政實在不太可靠，故國政便由內閣主導。

喬治三世直至最後沒有恢復。一八二〇年，他在被幽禁的狀況下駕崩，享年八十一歲。在位六十年，時間為英國史上第三長，僅在維多利亞女王與伊莉莎白女王之後。這時候，攝政王也身體狀況欠佳，有腹痛與下肢痛的問題，而沒有列席父王的葬禮。許多人擔心不久後又要為攝政王辦喪禮，還好後來他順利恢復，即位為喬治四世。

紫質症

二十世紀中期，有關當局公開了當時御醫與相關人士的記錄。

喬治三世有間歇性的腹絞痛與四肢疼痛，中樞神經與自律神經也出現某些症狀，尿液顏色異常，皮膚也有一些症狀。精神科醫師麥卡爾平等人認為，喬治三世之所以會發作，可能是因為患有一種名為紫質症的疾病。事實上，他的子孫，伊莉莎白女王的堂弟格洛斯特公爵就在一九七〇年代時被診斷出有紫質症，德國的漢諾威王朝後裔中，也有人被診斷出同樣的疾病。

紫質症的患者體內無法製造血基質這種重要化學物質，使身體機能出現問題。血基質是紅血球的血紅素，以及產生能量時必要的蛋白質（細胞色素）的基本結構。要是缺乏血基質，對能量不足相當敏感的神經系統就會出現問題，從末梢神經到中樞神經，都會出現各式各樣的症狀。另外，製造血基質時的中間產物（紫質）會大量出現在膽汁中，生成膽結石，引起腹絞痛。由於紫質會從尿液排出，故尿液會呈現酒紅色。不同分解階段中的紫質，還會讓尿液呈現不同的顏色。不管是哪種症狀，都與喬治三世的病情相符。高貴的顏色，皇家紫（Royal purple）在希臘語中就是指紫質。

紫質症是顯性遺傳疾病，不過基因異常者也只有百分之二十左右的人會發病。藥物、酒精、內分泌異常、碳水化合物較少的飲食等，都可能會成為發病的誘因。喬治三世的祖先中，就有不少國王有痛風或膽結石的毛病，如蘇格蘭女王瑪麗一世、詹姆士一世等，他們或許都患有紫質症。喬治四世也被認為患有和他父親相同的疾病。

遺體頭髮中的砷

二〇〇五年，喬治三世遺體的頭髮分析結果報告出爐。雖然無法從中萃取出DNA，無法進行遺傳學上的診斷，但研究人員從中發現頭髮的砷含量是正常人的一百倍。在那個年代會用銻做為催吐劑，而精製銻的過程中會加入砷進行反應。由侍從的備忘錄中得知，雖然國王有所抗拒，但侍從們仍強迫他頻繁喝下大量的銻。喝下銻後，他的情緒就越來越不穩定，時常發怒。砷是紫質症的誘發因子，不只無法抑制發作，反而火上加油。

雖然喬治四世的統治能力很差，不過他卻熱衷於建築。他命人整備攝政公園、攝政街，花費鉅額費用將父親購買的宅邸改建成白金漢宮，雖然他在入住之前就駕崩。兩代的喬治國王，讓英國不得不依賴他們的立憲政治來運作政府。至此之後，統治國家的首相都會在白金漢宮這個與兩代喬治國王頗有因緣的地方接受任命。

2 路易十七世的心臟

聖但尼聖殿

巴黎北部郊外的聖德尼聖殿內，保留了數十個歷代法國國王、王妃、王族的靈柩，靈柩上還刻有雕像。這個哥德式聖殿於十二世紀建成，自十三世紀起，聖路易九世將其做為王族的墓地。法國大革命時，在人群的搗亂下，墓地被破壞得很嚴重。骨骸被集中丟棄於一個大洞穴，雕像則被藏匿了起來，免於被破壞。波旁復辟後，聖但尼聖殿獲得了修復。現在，地底下有一個以拱狀天花板撐起的空間，陳列著許多黑色細長的石板。被斷頭台處刑後送至公共墓地埋葬的路易十六與瑪麗・安東尼後來也遷葬回聖但尼聖殿，長眠於此。被稱為波旁王朝的禮拜堂聖殿一角，有個威嚴十足的胸像，那是太陽王路易十四。牆壁上則有一個可愛的少年浮雕，刻的就是國王路易十七。

聖殿塔的孤兒

一七八九年七月，群眾襲擊巴士底獄，掀起法國大革命。一七九二年八月，國王路易十六與王妃瑪麗・安東尼等王室家族遭逮捕，並被監禁於古老的聖殿騎士團要塞塔，聖殿塔。活潑又可愛的七歲大王子，路易・夏爾，也和雙親與姊姊瑪麗・泰瑞絲一起被關在這裡。

然而，革命政府卻開始把矛頭轉向王室。九月時，王妃身邊的朗巴爾公爵夫人遭處刑，狂熱的市民們拿著長槍刺向她的頭顱。群眾還特地遊行經過聖殿塔，像是要展示給裡面的人看一樣。十二月，國王被帶走審判，與家人們分離。據說國王被帶走時，他正在和長子，即路易十七世——路易・夏爾玩。隔年的一七九三年一月二十一日，路易十六遭處刑。

革命派的核心，公共安全委員會為了把路易・夏爾教育成有革命思想的市民，將其從母親瑪麗・安東尼的身邊帶離，命令深受革命思想的粗魯鞋匠，安托萬・西蒙（Antoine Simon）夫婦擔任路易・夏爾的教育官。

然而這卻是以市民教育為名的虐待。西蒙夫婦用言語、肢體暴力逼迫路易・夏爾服從，還教他許多粗魯的言詞和生活態度。另外，他們還讓這位八歲的少年在與母親近親通姦的自白文件上署名，並將這份文件交給革命審判所。雖然這並不是決定王妃命運的關鍵原因，但在十月十六日時，瑪麗・安東尼卻被處刑。隔年的一七九四年一月，西蒙被認為不適任於教育官而被解任，路易・夏爾則被丟到聖殿塔的孤兒院，在沒有任何人的照顧下，持續受到囚禁著。

恐怖統治的結束

將貴族與資產階級全數肅清之後，革命情緒高昂的市民們又將矛頭指向革命同志。羅伯斯比爾所率領的雅各賓派掌握了革命政府，做為反對黨的吉倫特派原本是他們的同志，但後來只要與他們的意見有些微不同，就會遭到雅各賓派處刑。僥倖活下來的穩健派就像是鬣貓窮鼠般，突然逮捕處刑了羅伯斯比爾一黨，於七月二十八日結束了恐怖統治。鞋匠西蒙也走上與羅伯斯比爾相同的命運。

翌日，進入聖殿塔的人們發現了一個躺在骯髒毯子上的孤兒，他的身上爬滿了床蝨，背部蜷縮，臉部腫脹，還長滿了粉瘤。少年無法回答任何問題，也無法靠自己的力量站起來。在這之後，生活環境雖略有改善，但聖殿塔的孤兒卻沒有恢復健康，一直封閉著心靈。革命政府甚至還覺得，要是這個王位繼承者就這樣死亡，對大家來說比較好。

一七九五年五月，負責診察的醫師留下了這段文字。「這位獲救的孩子頭部狀況很糟，已經瀕臨死亡。他原本的狀態十分糟糕，很難救活，根本是被遺棄的犧牲者，他之前應受過殘忍的待遇。現在的他已經沒辦法回到日常生活了。……這簡直是犯罪啊」。

孤兒之死

最後數天，負責診療他的醫師是巴黎主宮醫院（Hôtel-Dieu de Paris）外科醫師院長——菲利普・讓・佩勒坦（Philippe-Jean Pelletan）。孩子對聲音相當敏感，身上到處都是結痂與粉瘤，頭一直垂著，臉和雙腳相當細瘦，腹部腫脹，有慢性腹瀉。在投與藥物與醫師的強烈建議下，療養環境略有改善，但為時已晚。六月八日，革命政府口中的路易・夏爾・卡佩（Louis-Charles Capet），正確來說應該是路易・夏爾・波旁（Louis-Charles Bourbon），僅以十歲的年齡死亡。佩勒坦等三名醫師在他死後便迅速進行了五個小時的解剖。

「右膝膝窩（膝蓋的內側凹陷處）與左手掌根部橈側（手腕的拇指側）可確認到腫瘤。膝窩處腫瘤約兩盎司（五十六公克），內為灰色物質，充滿了膿與淋巴液。……與同年齡的孩子相比，他的腦部發育相當完美，簡直無可挑剔，我從未見過如此發達的腦。他的胃相當脹，切開後可看到超過一品脫（約零點五七公升）的黃色漿液流出，非常臭。腸道也相當腫脹，在腹腔內黏成一團。……所有內臟與肺部都長滿了東西，可以看到許多大顆的腫瘤。」

從這些觀察結果可以看出，這個孩子應該是得到了結核。除了肺之外，腸道、皮膚上出現的腫瘤應該都是結核瘤。記錄中提到他有背部蜷縮的情形，表示他可能罹患了結核性脊椎炎。在解剖檢查的過程中，佩勒坦偷偷地把孩子的心臟用布包起來，秘密藏在自己的上衣口袋。

六月十日，死亡的路易・夏爾被葬在共同墓地。他的十七歲姊姊，瑪麗・泰瑞絲，對雙親與弟弟的死亡一無所知。她一直被關到那年的年末，才由政府秘密把她送到母親的祖國，奧地利。

革命在拿破崙稱帝，將整個歐洲捲入戰亂後，於一八一五年結束。之後法國的波旁王朝復辟，路易十六的弟弟，路易十八即位。為緬懷悲劇的王太子，自稱為十八世。

路易十七的冒充者

波旁復辟後，有許多人跳出來自稱「我就是路易十七」。因為沒有人能確定路易・夏爾的埋葬地點，故許多謠言指稱他已經逃亡，還有人說聖殿塔內的孤兒本身就是替身。幾乎每天都有人拜訪王宮，要求和自己的叔叔，路易十八見面，甚至有人還組建了短暫的宮廷。

其中，卡爾・威廉・努多魯夫（Karl Wilhelm Naundorff）不只容貌相像，他的說詞也很有說服力。一八四五年，他死於荷蘭的台夫特時，不知為何，有關當局還發布了「夏爾・路易・波旁，路易十七世」的死亡診斷書。努多魯夫的子孫便以此為根據，自行冠上波旁這個姓，設立路易十七協會，繼續主張自己是路易十七的後代。

粒線體DNA

二十世紀末，DNA的血緣鑑定技術終於成熟。

比利時魯汶大學法醫遺傳學、分子考古學教室的卡西曼（Cassiman）教授接受歷史專家的委託，分析舊王室成員與努多魯夫的粒線體DNA。粒線體是細胞的胞器，擁有自己的DNA。粒線體原本是獨立存在的微生物。或許在很久很久以前，粒線體在某些原因下進入了其他細胞內，與之共生，就這樣成為細胞胞器。粒線體會與卵子的細胞質一起傳給下一個世代，換言之，粒線體DNA只會遺傳自母方。因此，路易十七的DNA應該會與他的媽媽——瑪麗·安東尼一致，也會和她的外祖母，奧地利女大公瑪麗亞·特蕾莎一致。

研究人員順利找到了瑪麗·安東尼的毛髮。瑪麗亞·特蕾莎死後，與丈夫法蘭茲一世合葬在維也納嘉布遣會教堂（Kapuzinergruft）的皇家墓穴，但在那裡卻採集不到需要的樣本。做為替代，研究人員們在與哈布斯堡家族有關係的修道院內，找到了瑪莉亞·特蕾莎的兩位女兒，也就是路易十七的阿姨們使用過的玫瑰念珠，並在上面採集到她們的毛髮。於是研究人員們便將過去的法醫調查時，從努多魯夫的骨頭萃取出來的粒線體DNA，與這些毛髮的DNA

互相比對。

結果發現，包含瑪麗亞・特蕾莎的女兒在內，女方後代的DNA與努多魯夫皆不一致，故努多魯夫並非路易十七。接著，歷史學家又提出了另一個計畫。那就是鑑定那顆深藏於聖但尼聖殿地下的心臟，是否為路易十七所有。

心臟的DNA鑑定

一七九五年六月解剖時，佩勒坦醫師偷偷地把聖殿塔的孤兒的心臟用布包起來帶出，浸到酒精內，並將瓶子放在書架的最內部。或許他心中想著，總有一天要把這個王室成員的心臟放進聖但尼聖殿的地下納骨塔內。然而佩勒坦有好幾次想將路易・夏爾的心臟還給王室或他的姊姊，但他們卻沒有收下。

後來酒精蒸發殆盡，心臟變得像堅硬的石頭一樣。曾經被偷走，也曾經因暴動而不知去向，不過在十九世紀末時，這顆心臟落入了西班牙波旁王室的手上。這個時候，法國又回到了共和制。在這之後，這顆心臟與路易十六和瑪麗・安東尼的遺物一起在奧地利的弗羅福斯多夫城（Frohsdorf，今 Lanzenkirchen）長眠了五十年以上。第二次世界大戰後，又再次回到西班牙波旁王室的手上。到了一九七五年，被送回到法國，保存在聖但尼聖殿內。

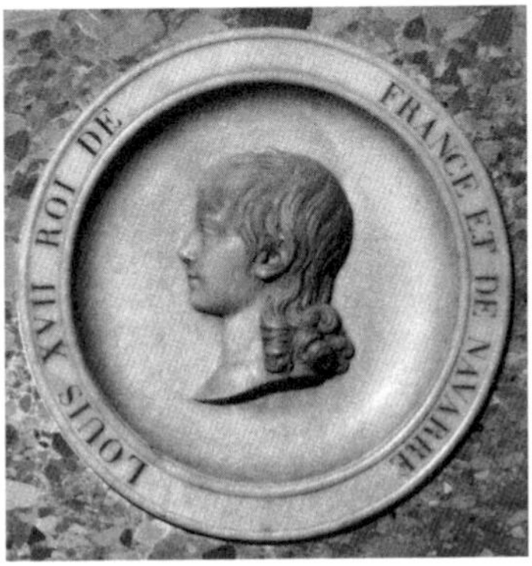

聖但尼聖殿地下禮拜堂的路易十七浮雕

二〇〇〇年春天，兩個不同的研究所分別獨立進行研究，他們發表的結果皆指出，這個心臟的粒線體DNA與瑪麗亞・特蕾莎的兩位女兒，以及母系後代的粒線體DNA一致。

這個測試中所用到的母系後代，是瑪麗・安東尼的親姊姊，瑪麗亞・卡洛琳娜・哈布斯堡（那不勒斯王妃）的血脈。瑪麗亞・卡洛琳娜當初很可能會成為路易十六的王妃。她比妹妹還要聰明，有人說要是她當上法國王妃，或許就不會發生革命了。後世的人們藉由她的血脈，解開了她的外甥路易十七的謎團，令人深刻感覺到錯綜複雜的歷史。

聖但尼聖殿地底下的牆壁上，除了路易十七之外，還有另一個少年的浮雕裝飾。他是路易・約瑟夫・波旁，也就是路易十六的長男。在革命之前，還是幼兒的他已經死亡。雖然年紀輕輕就夭折，但和弟弟的殘酷命運相比，或許還比較好一些。路易・約瑟夫的心臟曾經過防腐處理，妥善存放，但卻在革命人士搗亂聖但尼聖殿時，心臟也跟著下落不明。

對面的牆壁上，刻的就是路易十七的浮雕。想必是以他還過著幸福生活，與家人一起被畫下來的肖像畫為模板刻下來的浮雕吧。浮雕中的他看起來十分聰明伶俐。浮雕下方有一個琉璃色的四方形壁龕，裡面放著一個反射著微弱光線的水晶容器。仔細凝視，可以看到裡面有一個茶褐色，如小孩子手掌般大小的肉團，或許他已在這裡獲得了安息。

3 維多利亞女王的無痛分娩

在英國倫敦貝克街的夏洛克・福爾摩斯書房內，放著一本醫學期刊《刺胳針》。這本醫學期刊於一八二三年創刊，在這之後的一百九十年，這本期刊一路見證醫學、醫療的發展，直至今日。我們可以從這本期刊中一窺近代醫學的搖籃期，維多利亞時代的面貌。女王自己也曾經登上期刊，引起一陣話題。

女王的第八次生產

一八五三年五月十四日的《刺胳針》刊載了一段激烈的論述。這是由創刊人湯姆・魏克萊（Thomas Wakley）寫下的文字。

「關於維多利亞女王陛下此次的分娩，社會上流傳著十分詭異的傳聞。我一直以為，即使是王室的子女，生產過程也和一般人相同。然而，傳聞這次陛下的分娩是在使用氯仿（chloroform）下進行的，這讓我感到相當吃驚。毫無疑問的，這種物質曾造成許多人的死亡。根本不該用於分娩過程中。在某些案例中，當事人就是因為吸入此氣體，而產生致命性的危險。若持續使用氯仿，勢必會造成無可挽回的悲劇。

在陛下生下第七名子女（實際上是第八名）時，建議使用氯仿來緩減正常陣痛的人啊，要是出事的話，你要怎麼承擔這麼大的責任呢？……

聽到我們的宮殿中有人在進行如此危險的醫療行為，我不可能放著不管，於是寫下了前面這一大篇論述。因為王室的一舉一動，都會成為這個國家人民的模仿對象。」

《刺胳針》的編輯筆鋒尖銳，嚴厲斥責以氯仿為女王陛下進行無痛分娩的行為、執行麻醉醫師，以及女王的御醫們。

麻醉醫師約翰・斯諾

為女王麻醉的是三十九歲醫師——約翰・斯諾。他是一個貧窮煤礦礦工的兒子，曾在一位自行開業的醫師底下當實習學徒，後來進入亨特醫學院（Hunterian School of Medicine）就讀。他並非牛津、劍橋、愛丁堡等著名大學出身，是一位非菁英的醫師。不過，他的研究精神相當旺盛，二十七歲時，他便以新生兒的呼吸中止與恢復為題撰寫論文，投稿至倫敦醫學報。他的專業為呼吸系統，不過他注意到一八四六年年末時，在英國進行的第一次乙醚麻醉手術，並積極學習相關知識。隔年他寫成了論文「關於乙醚蒸氣吸入的研究」。接著，他試著將對呼吸系

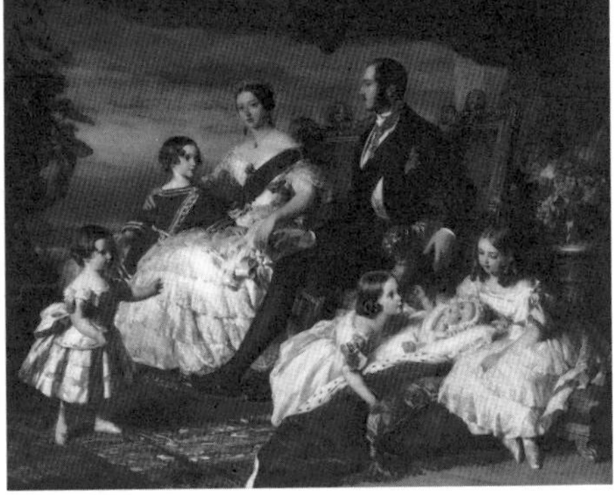

維多利亞女王與阿爾伯特親王一家（1846年，F. X. Winterhalter 作）

統沒有副作用的氯仿，應用在手術患者的麻醉上。一八四七年初，第一個以乙醚麻醉孕婦，進行無痛分娩的案例刊載在《刺胳針》上。而在一八四八年十月十六日，斯諾則成為首次將氯仿麻醉應用在無痛分娩手術上的醫師。

維多利亞女王的丈夫，阿爾伯特親王聽到無痛分娩成功的消息後，馬上聯絡斯諾。他在過年前叫來斯諾請他詳細說明。親王之所以那麼著急，是因為自一八四〇年，二十一歲的女王首次生產以來，便一直重複著懷孕與生產的過程，對於身材嬌小的她而言是很大的負擔。讓女王有些憂鬱，夫婦間的相處也變得有些冷淡。

王室的御醫團反對進行無痛分娩。既沒有可靠的資料可以證實麻醉的安全性，那就沒有理由支持違反神之旨意的無痛分娩。舊約聖經的創世紀中記載，在伊甸園吃下禁斷果實的人類觸怒了神，被逐出了伊甸園。而受到蛇的誘惑，唆使亞當吃下禁果的伊娃，則被神斥責「我要增加你生孩子時的痛苦。你只能在痛苦中誕下孩子」。於是，人類生孩子時，必定伴隨著陣痛。

因此御醫們認為，即使是女王陛下，也必須在痛苦中生產。所以女王在一八五〇年的第七次生產便沒有請斯諾進行麻醉。

無痛分娩

女王的下一次的分娩預計在一八五三年四月上旬。阿爾伯特親王不想再看到女王痛苦的樣子，於是再次把約翰・斯諾叫過來。這時的斯諾已累積了相當多的無痛分娩經驗，且

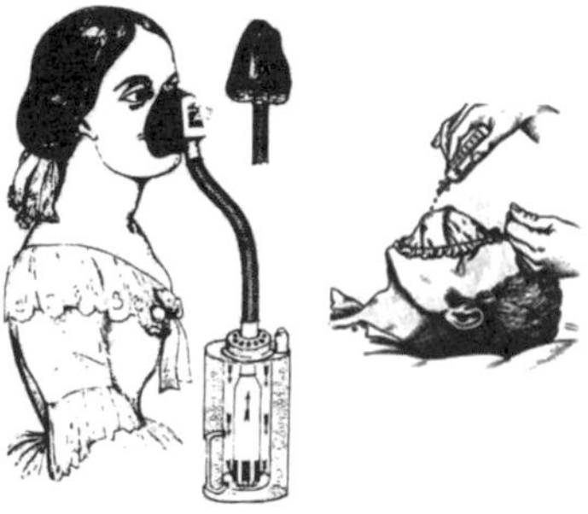

早期的麻醉方式

維多利亞女王並非使用面罩，而是用沾有氯仿的布進行麻醉

不曾失敗過。這次女王的御醫團隊也沒有積極反對。

斯諾在四月七日週二的日記上這麼寫著。

「我為即將生產的女王施用了氯仿。據說從週日開始女王便有輕微的疼痛。今天早上九點，洛庫可（女王的產科醫師）說女王出現劇烈陣痛，趕緊把我叫了過去，他說女王已出現輕度子宮口張大的狀況。十點出頭左右，我收到詹姆士・克拉克（御醫）的通知，要我前往宮殿。我與克拉克、洛庫可一起在女王隔壁的小房間待命到十二點左右。

到了十二點二十分，我們來到女王的房間內，女王已開始陣痛。我量了十五滴氯仿，滴在

摺起來的手帕上。開始使用氯仿時，分娩的第一階段已幾乎結束。在麻醉下，陛下明顯覺得輕鬆許多，即使在子宮收縮的期間，陣痛程度也很小；而在收縮的間歇期，狀況更是相當穩定。在使用氯仿的期間內，我盡可能不讓女王失去意識。

洛庫可博士認為氯仿可能會拉長疼痛的間隔，使陣痛期間變得很長。嬰兒於下午一點十三分出生（比預測的時間早了三分鐘），一共吸入了五十三分鐘的氯仿，之後馬上排出胎盤。女王的精神很好，一再感謝氯仿的功能。

兩週後的維多利亞女王日記中寫道。

「（氯仿）抑制疼痛的效果比想像中還要好，有效地抑制住疼痛，真的是太棒了。」

這次出生的嬰兒是一個男孩子，也就是後來的利奧波德王子，不久後成為了奧爾巴尼公爵。接著，女王也在一八五七年進行第九次，也就是最後一次生產，這次也是以無痛分娩的方式進行，這次生下的是碧翠絲女王。

另外，後來發現這兩位子女都有B型血友病此種遺傳性異常。不過由正常分娩生下來的姊姊也有血友病，故與氯仿無關。我們將在下一章節（安娜塔西亞公主的貴族血統）中介紹遺傳性血友病。

麻醉的普及

斯諾在為女王進行無痛分娩前的五年半內，已為二十八位孕婦施行過無痛分娩。而在這之後，一直到一八五八年六月去世以前的五年內，則施行了六十六次。他經手的麻醉案例中，進行無痛分娩的比例在維多利亞女王之前為百分之一點八，在之後則成長為百分之二點五八。在統計學上，可說是兩者有顯著差異。也就是說，在為維多利亞女王進行麻醉之後，無痛分娩佔他所有經手之麻醉案例的比例明顯增加。

不是只有十九世紀的英國人會模仿上位者做過的事。二十一世紀的日本，天皇藉由攝護腺特異抗原檢查（PSA檢查）發現罹有攝護腺癌，使許多日本人爭相要求接受這樣的檢查，甚至讓原本不動如山的診療報酬審查基準有所鬆動。

然而，維多利亞時代時，無痛分娩的普及僅限於一部份的上流社會階級。並不像今日的美國人般，理所當然地選擇此種生產方法。畢竟當時平民的醫療與經濟狀況與現在完全不同，而且大多數的母親仍有著生產就是會痛的傳統觀念。

不過，雖然舊約聖經上說女性「生產時的痛苦」，使無痛分娩一開始不被世人接受，然而人們卻相當積極於減輕一般手術時的疼痛。創世紀中提到，神藉由亞當的肋骨創造出夏娃，其敘述如下。「神使亞當沉睡，並在他睡著時取出他一根肋骨，再用肉填滿」。也就是說，神讓亞當陷入睡眠，失去意識，然後再取出他的肋骨。這可說是史上第一個麻醉手術。

近代西洋醫學上的第一個麻醉，是一八四二年於美國進行的拔牙手術中使用的乙醚麻醉。社會對麻醉手術有很大的期待，於是將其引進到歐洲。約翰・斯諾做為第一個麻醉專業醫師活躍於世，在十年內施行了四千四百件以上的麻醉手術，其中用氯仿進行的麻醉有四千兩百八十五例。他提出了在布上沾取氯仿的麻醉方法。雖然《刺胳針》編輯大肆批評這種方法，死亡事故卻只有一例。

另外，在女王無痛分娩的隔年，斯諾又立下了另一個大功。那時倫敦中心流行霍亂，於是他模仿夏洛克・福爾摩斯推理，推敲出原因可能是遭受汙染的井水。在還不知道細菌是什麼的年代，能預言出病原體存在的他，可說是近代疾病學之祖。然而《刺胳針》與斯諾的關係很差，這個期刊強烈抨擊了他的霍亂病原體一說。

氯仿與犯罪

氯仿的麻醉效果甚至蔓延到了推理小說的世界。夏洛克・福爾摩斯被德國的特務首領捕捉時，曾被迫吸入氯仿，另外還曾救出一個吸入氯仿，將要被活埋的受害者。在小說中，氯仿常被描述成有香甜味道的氣體。

現實世界中，至今仍偶爾會出現使用氯仿的犯罪事件，不過幾乎都失敗了。氯仿雖有麻醉功效，只吸入一點的話也沒那麼容易失去意識，就算用手帕強行摀住被害人口鼻，也只會讓被害人窒息，使狀況變成非犯人所望的殺人事件。

時至今日，氯仿已不再用於麻醉上。因為氯仿可能會傷害肝臟，並有致癌可能性。進行無痛分娩時，目前的主流方式是利用局部麻醉劑進行脊椎硬膜外麻醉。

4 安娜塔西亞公主的貴族血統

羅曼諾夫王朝

一九一八年，俄國革命的第二年，沙皇尼古拉二世的羅曼諾夫一家人被布爾什維克派（激進派）份子囚禁在烏拉山脈東方的葉卡捷琳堡。包括沙皇與皇后亞歷山德拉、十三歲的皇太子阿列克謝，以及四位公主共七人。最小的公主為只有十七歲的安娜塔西亞。他們受到惡劣的待遇，床鋪不夠，只能睡在地板上。

七月十七日的深夜，布爾什維克派份子以「城鎮戰已經開始，快離開這裡」為由，突然叫醒了沙皇一家人，以及隨侍的御醫歐仁・博特金（Yevgeny Botkin）、侍女長、侍從、廚師等。布爾什維克派份子把他們帶到地下室，然後對他們說「反革命派想把你們救出來，但行動失敗了，所以你們將被處刑」，接著對他們亂槍掃射。後來，布爾什維克派份子用卡車運走屍體。數日後，反革命軍鎮壓了葉卡捷琳堡，但為時已晚。不過，據說有一位一息尚存的公主躲在馬車的草堆內，逃過了一劫。

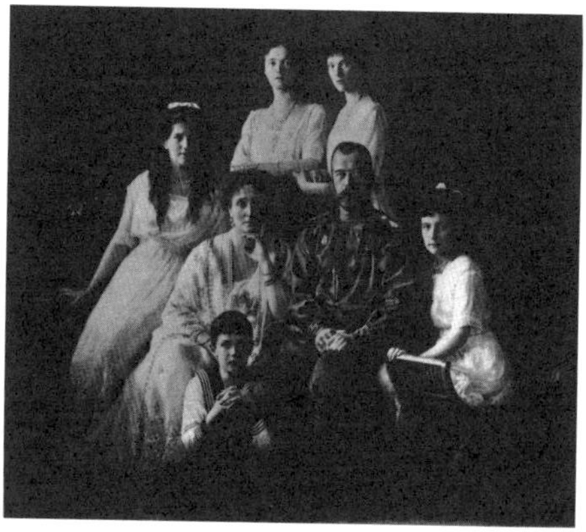

沙皇尼古拉二世一家

最右邊是安娜塔西亞，中央的沙皇夫妻前方為皇太子阿列克謝。

現身於柏林的公主

一九二〇年二月二十七日，柏林一座橋上有一位年輕女性準備跳下運河。她沒有任何身分證明，問她任何問題都答不上來，只能把她送入精神病院。不知何時開始，逃亡的俄羅斯貴族之間盛傳，公主就隱身於這家精神病院內，於是她也漸漸開始自稱為安娜塔西亞。她不只容貌與安娜塔西亞十分相似，當她看到亞歷山德拉皇后的照片時，會大喊媽媽，並把照片抱在胸前，與逃亡的侍女和幼時朋友的記憶一致。

據她所言，在葉卡捷琳堡的慘劇之後，恢復意識的她被一對農夫兄弟放上馬車，踏上兩千五百公里的旅程，一邊躲著布爾什維克派份子，一邊逃往羅馬尼亞。她還說在那裡生下了農夫哥哥的孩子之類，不像是俄羅斯公主該做的事。據她所言，哥哥後來被殺害，弟弟則帶著她連夜越過國境來到柏林。但她與這個男人走散，由於無處可去，只好選擇自殺。

然而，包括安娜塔西亞的阿姨，伊蓮妮王妃在內的逃亡俄羅斯皇族們，卻以她很少在他們面前說話、關鍵的事也常常說不清楚為由，否認這位女孩是安娜塔西亞本人。另一方面，也有人反對這些皇族的意見。他們說道，假如她真的是沙皇的女兒，就會擁有龐大海外遺產的繼承權，這會威脅到逃亡皇族可以分到的遺產，所以皇族們才不承認她是沙皇的女兒。這件事成為了俄羅斯革命之謎，吸引了來自全世界的關注，也被拍成了好萊塢電影。後來她在亞歷山德拉皇后的老家，德國黑森家族的庇護之下，活到了第二次世界大戰，但卻一直不被承認是公主。希特勒的納粹黨也對她抱持懷疑，連反蘇聯的宣傳都沒有利用到她。戰後她移居美國，以安德森夫人的名字向德國聯邦法院提起訴訟，要求承認她為羅曼諾夫家的繼承人，卻沒有獲得認可。她持續堅稱自己是安娜塔西亞，直到一九八四年亡故，遺體被火葬。

挖掘出來的遺骨

一九九一年，研究人員透過文獻，在離葉卡捷琳堡二十公里遠的地方，一個洞穴的地下一公尺處，找到了九個人的遺骨。每個遺骨的頭部都有被槍彈破壞的痕跡。其中一名女性的臉部被刺刀刺傷。記錄上寫到，拿著剪刀抵抗到最後的侍女長，臉和身體多處都被刺傷。遺體共有三名成人男性、三名成年女性、三名年輕女性。由牙齒的治療痕跡可確認到他們就是當初被殺害的皇室成員，其中也包括安娜塔西亞。

接著研究人員進行了DNA鑑定，他們使用了包括英國菲利普親王在內，存活中且與俄羅斯皇室有血緣關係之人的粒線體DNA，與遺骨進行比對。最後確認了沙皇夫妻、三名公主，以及包含御醫在內的三名侍者的身分，皇太子與一名公主的身分卻未得到確認。皇太子時期，尼古拉曾在一八九一年時訪問日本，當時他被大津的警備巡查刺傷，即所謂的「大津事件」，那時留下的帶血跡手帕也被用來協助這次調查，但研究人員卻無法在上面採集到足夠的樣本。

一九九四年，有人發現安德森夫人生前手術時切除掉的小腸樣本，並由這個樣本的DNA，鑑定出她與俄羅斯皇室之間並無血緣關係。不過，也有人懷疑小腸樣本的可信度。

DNA鑑定

二〇〇七年時，在距離一九九一年遺骨發現處七十公尺的地方，採集到四十四個骨頭碎片，經鑑定後被認為是少年與少女的骨頭。這次研究人員還從收藏於艾米塔吉博物館的襯衫血痕上採集DNA以進行分析，這件襯衫是尼古拉二世在大津事件時穿著的襯衫。結果發現，兩人的粒線體DNA與亞歷山德拉皇后一致，且少年的Y染色體DNA與尼古拉二世一致。也就是說，新發現的遺骨確實是皇太子與其中一位公主，至此一家人的遺骨皆被找齊。

至於之前現身於柏林的安娜塔西亞，恐怕是一位來自波蘭的農民少女，在工廠的爆發事故後出現精神障礙，進入精神病院後，某個有心人士發現她和安娜塔西亞長得相似，便灌輸她虛假的記憶。

皇太子的血液疾病

尼古拉二世一家人還潛藏著一個很重要的醫學問題，那就是皇太子阿列克謝的血液疾病。沙皇與皇后生到第五個孩子，終於得到一個可以繼承皇位的男子，但他只要一受傷便血流不止。皇太子的疾病被當成祕密，幾乎沒有留下任何記錄，不過侍女安娜・薇琉波拉在回憶錄中寫道「這個孩子被奇怪的病纏身，血管有些問題，只要受點小傷，就會血流不止」。周圍的人怕他出血過多，故禁止他騎腳踏車和打網球。

一九一二年九月，阿列克謝七歲。一次坐船遊玩，不小心受到強烈撞擊，左側腹部腫脹。十月二日，住在波蘭境內斯巴拉別墅的阿列克謝與皇后一同外出遠行。回程路上，馬車因路況顛簸而搖晃劇烈，阿列克謝因背部與腹部的疼痛而大聲嚎哭，臉色蒼白。御醫團的記錄顯示，他有貧血、意識混亂、高燒等症狀，腹部與背部也腫得很厲害。記錄寫道「只要有一點點的外傷，就會演變成嚴重的腹部出血。就連在專業書籍中也很少看得到這樣非常特別例子，應該是至今仍沒被記錄過的嚴重臨床病例」。恐怕是阿列克謝在船上玩耍時受到的強烈撞擊，使他腹部周圍出現組織內血腫，而馬車的劇烈搖晃又使得這種狀況惡化。幸好，到第八天時高燒終於退去，危機解除。事情發生時，情緒不穩定，又相當迷信的亞歷山德拉皇后，馬上打電報給她篤信的僧侶拉斯普丁，她相信拉斯普丁的祈禱與神秘力量可以幫助皇太子恢復正常。在這之後，每當皇太子出血、發作時，拉斯普丁就會被叫去祈禱、治療。後來拉斯普丁甚至可以透過皇后，影響到皇帝與政府。他對政治的影響力，可以說是間接導致俄羅斯革命的原因。

皇太子在一九一三年時左膝關節受傷，需要其他人協助移動。然而多次牽動之下使膝蓋關節內出血，造成運動障礙。一九一五年，第一次世界大戰時，皇帝父子前往視察前線，皇太子卻在擤鼻涕的時候止不住鼻血，只好先用火車載回。一九一八年三月，沙皇一家人被囚禁在西伯利亞時，阿列克謝曾因咳嗽導致鼠蹊部腫脹，這件事見於皇后的記錄。不過這應該不是因為血液疾病，而是腹股溝疝氣。

血友病的族譜

血友病是母系遺傳疾病，較常於男性子代發病，有數種類型。二〇〇九年時，研究人員分析了亞歷山德拉皇后與阿列克謝皇太子的DNA，判斷阿列克謝是相當嚴重的B型血友病

俄羅斯皇室的血友病來自亞歷山德拉的母方祖母，也就是英國的維多利亞女王。女王用當

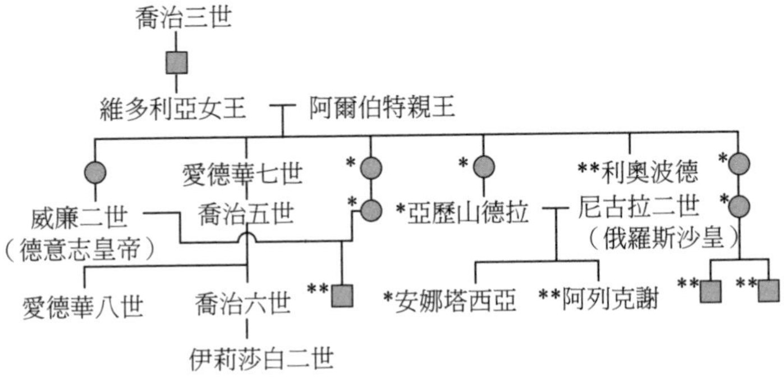

維多利亞女王的子孫族譜（僅列出本章提到的人物）

*血友病帶因者，**血友病病患，■：男性，●：女性。

時最先進的無痛分娩所生下的利奧波德王子、亞歷山德拉的哥哥與外甥等，都是血友病患者。伊莉莎白二世的丈夫，菲利普親王為亞歷山德拉甥女的兒子，還好，現在的英國王室內已沒有這樣的基因。

二十世紀初，西班牙國王阿方索十三世與維多利亞女王的孫女結婚。他們的孩子中，有兩個兒子在出生後的割禮中出血不止。當時國王追求王后的故事又被稱為世紀羅曼史，但卻因為生出血友病的兒子，國王相當生氣，夫婦間的感情急速惡化。維多利亞女王的雙親與其他親戚的子孫都沒有血友病。謠傳她為她母親的私生子，從外部將血友病的基因帶進王室，但因為她有將祖父喬治三世的遺傳疾病，紫質症傳給子孫，所以這個謠言並不正確。她的血友病基因可能來自自身的基因突變。

歐洲貴族又被稱作Blue Blood，然而高貴的羅曼諾夫皇室體內流的藍色血液卻止不住。DNA的分析結果顯示，安娜塔西亞的姊妹中，只有她與母親同是B型血友病的帶因者。

5　喬治五世最後的安寧生活

國王的禁菸令

菸斗是英國紳士的嗜好，直到第二次世界大戰之前，英國國王喬治五世一直有吸菸的愛好。當然，吸菸有害健康。

一六〇四年，英格蘭國王詹姆士一世如此宣告「吸菸會讓眼睛不舒服、鼻子不舒服、對大腦及肺都有害，是一個很糟糕的習慣」。以今日的醫學來看，這個觀點也相當正確。詹姆士一世發出了歷史上第一道禁菸令，同時對菸課徵了高昂的稅。

喬治五世是詹姆士一世十三代之後的國王，他是維多利亞女王之孫，也是伊莉莎白女王的祖父。蓄鬍讓他原本就端正的臉看起來更有威嚴，符合大英帝國國王應有的身姿。一九三六年一月，他因呼吸系統疾病而駕崩。然而，他的死亡過程並不單純。

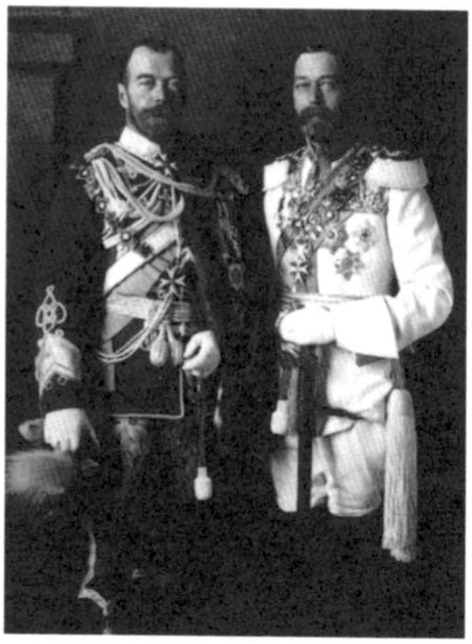

喬治五世（右）與尼古拉二世（左）

表兄弟的戰爭

英國喬治五世建立了君主立憲制的基礎，個人生活上則稍嫌枯燥乏味了些，之後被日本昭和天皇當成模範。不同的是，喬治五世在第一次世界大戰中獲得了勝利，昭和天皇則在第二次世界大戰中遭擊敗。

第一次世界大戰可以說是維多利亞女王的孫子們成為君主後的國家戰爭，也可說是表兄弟之間的戰爭。外表相似的喬治五世與俄羅斯沙皇尼古拉二世，一起對抗德意志皇帝威廉二世（參考前一章節族譜）。一九一四年六月，奧地利皇太子在塞爾維亞遭暗殺，這個事件讓威廉二世相當憤怒，接著在一連串事件的連鎖效應下，使法國、俄羅斯、英國等都進入了戰爭模式。從某個時間點開始，衝突已不僅限於國王之間，而提升到國家等級。喬治五世剝奪了之前授予德意志皇帝的嘉德勳章，並將原名為薩克森・科堡・哥達王朝的王室名稱改成溫莎王朝，真正成為英國的國王。

一九一五年十月二十八日，認真的喬治五世前往法國前線，為英國的派遣軍閱兵。雖然他騎的是已聽習慣大砲聲的雌馬，但在二十人左右的士兵們大喊國王萬歲時，馬受到驚嚇並抬起前腳，使國王墜馬，骨盆與肋骨骨折。雖然恢復了健康，但自此之後，他的行動變得很不俐落。

英美法結成同盟，在長期消耗戰的最後，於一九一八年時開始追擊敗戰的德軍。法國為了表達感謝之意，將巴黎一條道路的名字命名為喬治五世大道（Avenue George-V），亦以其做為香榭麗舍大道上一個地鐵站的名字。

喬治五世在德國的表哥後來退位，德國變成了共和制。而在俄羅斯的表弟尼古拉二世則因大戰時發生的革命而被限制人生自由，他向喬治五世尋求幫助，但在獲得幫助之前全家就被滅口。對陷入危機的君主制感到不安的喬治五世，找來了政治家們慎重討論，使英國走向君主立憲的道路。

內憂外患

一九二八年十一月二十一日早晨，六十三歲的喬治五世突然覺得胸痛。醫師由X光攝影診斷出他得了慢性氣管炎與胸膜炎。之後更因敗血症使情況惡化，於是他要求於非洲訪問的王子緊急回國。十天後，在麻醉下從胸部抽出膿，病情逐漸好轉，但直到一週後意識才逐漸恢復。

然而他的身體並沒有完全恢復，肺的狀況仍然很糟糕，需要一直吸入氧氣，故沒辦法處理政務。在這兩年內，王子愛德華便以代理國王的身分執行公務，他就是之後「為愛賭上王冠」的愛德華八世。這時他還單身，是一個很有活力的社交專家，在國民間享有高人氣，然而喬治五世卻覺得他只是個愛玩的兒子，讓他相當頭痛。父王回歸執行政務之後，有了空閒的愛德華便遇見了命運中的美國女性，辛普森夫人。

一九三〇年代前半，喬治五世因國外的希特勒，以及國內的王子言行而大為苦惱。他對首相鮑德溫說「在我死之後，那傢伙應該撐不了十二個月吧」。事實也確實如此。

深夜最後的安寧

一九三六年一月十五日，在倫敦東北一百五十公里處的桑德林漢姆（Sandringham）御用邸靜養的喬治五世染上感冒。國王在坐在暖爐前的搖椅上，說這樣比較舒服，不過他的身體越來越虛弱，意識也相當模糊。他有呼吸系統、冠狀動脈疾病所造成的心臟衰竭等問題。謁見的鮑德溫首相的回顧如下。

「國王意識比較清楚的時候，會把他認識的人叫過去，對他們表達感謝。他會問秘書『帝國現在怎麼樣？』當秘書回答『陛下，帝國現在很平穩』時，國王會點點頭，然後意識又變得模糊。」

一月十七日，在王妃瑪麗的意思下，從倫敦叫來了皇家內科學會會長伯特蘭德・道森（Bertrand Dawson）博士。他是在國王一九二八年有健康危機時，為國王診斷出呼吸道疾病的醫師。這時，國王躺下就會覺得痛苦，有端坐呼吸（心臟衰竭的症狀，要是不坐著就沒辦法呼吸）與意識混濁的狀況，雖然不曉得其他詳細病徵，但可以想像到這應該是肺功能低下的末期患者會有的樣子。病患會因呼吸困難而喘氣，血液中的二氧化碳增加，使病患持續性地感到苦悶。

一月二十日，晚上九點二十五分，道森博士提出「國王的生命正安靜地走上最後一段路」的聲明。據說國王身旁的護理師在給他服下鎮定劑時，國王的最後一句話是「God damn you!（這個混帳！）」十一點五十五分，喬治五世駕崩，隨即王子即位。隔天早上的泰晤士報以「深夜中最後的安寧」為題報導了這個消息。

道森博士的日記

五十年後的一九八六年，道森博士的日記被公開。

「一月二十日的晚上十一點左右，進入了最後階段，然而國王還得撐過這幾個小時的痛苦才能離開。他自己可能不曉得，但當時他的情況一點都不像當國王時威風凜凜的樣子，這種結局與他十分不相稱。他真正的生命已到達了終點，但還要再過幾個小時，機械性的生命活動才會停止，這只會讓一旁守候他的人們更為疲累，祈禱也無法安慰他們的心靈。於是，我決定結束一切，親自將零點七五格林（約五十毫克）的嗎啡注射至他怒張的頸靜脈，稍後又注射了一格林（約六十五毫克）的古柯鹼。」

日記上也寫道，在這之前，瑪麗王妃與愛德華王子曾告訴他，要是國王回天乏術，就沒有必要無意義地延長他的壽命。

然而，博士卻沒有和另外兩位醫師同事討論這件事。自一九二八年以來便負責國王看護工作的凱薩琳．布萊克修女拒絕注射，故道森博士趁著一直在床邊祈禱的坎特伯里大主教暫時離開之際，親自進行注射。然後他打電話給在倫敦的妻子，要他等待明天的泰晤士報。

日記公開之後，出現了許多反對他的意見。在沒有詢問過仍有意識的國王本人，確認他是否想要延續生命的情況下進行注射，被認為是等同於殺人的行為。另外，博士還說，第一個報導國王駕崩這件事的媒體，必須是有名氣與歷史的泰晤士報的早報，不可以是晚報。於是也有人懷疑，他是為了讓國王駕崩的消息趕得上早報，而故意殺死國王。

這年的年末，新國王愛德華八世和在該年春天離婚的華里絲．辛普森結婚，並退位。同年十二月，在上議院的討論中，道森博士發言表示反對安樂死的法制化。他說「這應由醫師憑著智慧與良心判斷，並非法律所管的領域」。一直在臨終的喬治五世床側祈禱的坎特伯里大主教，對這個皇家御醫的發言大表讚賞。

尊嚴之死

在喬治五世「最後的安寧」之後，已過了四分之三個世紀，然而不管是英國還是日本，安樂死，或者是基於生前意願想要尊嚴地離開人世等做法，仍存在許多爭議。這段期間內，臟器移植與延命治療等醫療技術持續進步，而納粹的T4作戰（殘障者安樂死計劃）則讓人對安樂死有負面印象，人類社會中同時存在著多樣化的生命倫理觀，不管再怎麼討論還是得不到結論。不過，我們確實常在臨床現場看到無意義的延命行動，那可以說是相當悲慘的結局。

我的母親在三十四歲時因胃癌去世。臨終前，她說她的脖子就像是被絲綢勒住一樣痛苦，拜託快點讓她解脫。原本猶豫不決的父親點了點頭，請醫師為她注射，母親說她覺得舒服多了，寫下*辭世短句後便闔眼了。想必那應該是嗎啡吧。這是我永遠無法忘記的幼時記憶。

在法官的眼中，這算是教唆殺人嗎？在我剛成為醫師的時候，一位醫師前輩，也是一位相當厲害的教授曾給了我一段話「用自己的良心和辨別能力來判斷吧。然後讓這些想法長存在你的心中，一直到你把它帶進墳墓」。然而，現在的醫師已不像過去那麼崇尚威權主義，遵照指引進行醫療才是目前的主流，所以這句話已不適用於現代。雖然目前安寧醫療已相當普及，然而在病人瀕臨死亡時，醫師的決定有時仍會造成刑事問題。

*註：又名辭世詩。是日本的一種文學形式，一般指在即將死去的時候詠誦的漢詩、偈、和歌、發句等短詩。

第V部

古代名人可能罹患的疾病

1 持杖的圖坦卡門

高中生的我，在一次展覽上第一次見到黃金面具時，就被它的美震懾到屏住了氣息。面具上的深藍色條紋是用名為青金岩的寶石製作而成，細緻、鮮豔的程度讓人很難想像是三千年以前的東西。飽滿的臉頰和明亮的眼睛，表現出來的是一個活潑少年國王的面容。

少年國王的肖像

圖坦卡門以王子的身分誕生於世，外表英俊，十歲時便即位，還娶了一個美麗的妃子，原本應當過著人人稱羨的人生。要是他活得很久，或許會碰上許多糟糕的事，所以在他不知何謂痛苦的十九歲，就以少年國王之姿死去，對他來說或許是件好事。

不過，他的雕像和繪畫之間卻有些矛盾之處。他的年紀明明很輕，卻總是拄著拐杖。譬如說，墓室入口的左右兩邊各有一個等身大的立姿圖坦卡門像守著，又被稱作守門像。他們的黑色身體外表帶著金色頭巾、胸飾與腰布，是一對讓人印象非常深刻的塑像，不過塑像卻在前方拄著一根長長的杖。而在挖掘人員打開神龕時的照片中，可以看到一群只有臉是少年的老人們列隊前進的樣子。

原本古埃及便把杖當成神或法老權威的象徵，原則上是以左手持杖，垂直於地面拄在前方，右手則拿著一個較短的勺子。因此，圖坦卡門以左手持杖的守門像，符合傳統的樣式。

彎曲的左腳

施普雷河流經柏林中心，而位於這條河的沙洲上的博物館島，便展示著輝煌的阿瑪納時期中，圖坦卡門一族的樣貌。《庭園的逍遙》這個鮮豔的彩色浮雕，描繪少年國王圖坦卡門走近要將蓮花花束獻給自己的年輕王妃，畫中三千三百年前的年輕夫妻露出了淡淡的微笑。她的母親是娜芙蒂蒂，意為「美麗的人來了」，娜芙蒂蒂的胸像可說是柏林的重要寶物。因此，也有人說王妃一定也很美麗。而從左方走向王妃的圖坦卡門，右方腋下拄著杖，像是平衡落在右腳上的身體重量一樣。左腳彎曲，腳尖還放在右腳的腳踝上，可以看出左腳可能有障礙。

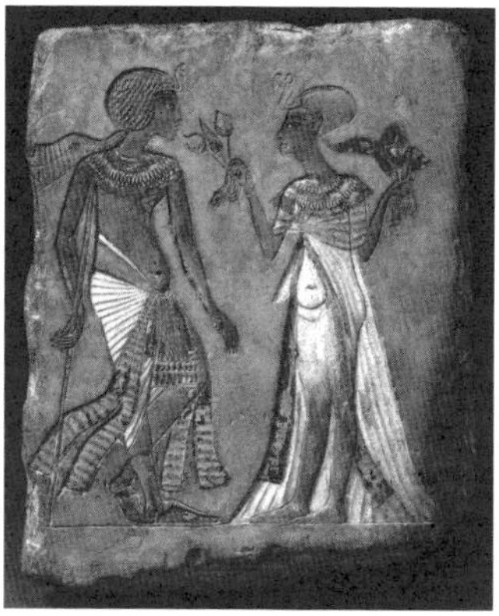

拄著杖的圖坦卡門與王妃安赫塞娜蒙（柏林新博物館藏）

另外，有一張圖也很有名，那就是王妃跪著遞出箭矢給坐在旁邊、正在拉弓射箭的圖坦卡門。原則上，持武器的法老原本應該要是站姿……。

陪葬品的杖

圖坦卡門的墓中，發現了多達一百三十把杖。當然，其中包括了顯示權威的權杖，儀式用的儀杖，有些權杖頭有裝飾，有些則被彎曲得很厲害。典型的權杖如烏阿斯杖，頂端有一個胡狼頭神阿努比斯，細長頭部向前突出，其末端分岔成兩股，可用來捕捉眼鏡蛇。我曾經在一個展覽上看過以圖坦卡門小人像裝飾的黃金杖。

陪葬品的杖中，有一根蘆葦製成，看起來很奇怪的手杖，上面的銀製裝飾刻著「陛下親自割下的蘆葦」的銘文。也有不少在使用後磨損得相當嚴重的杖。發現墓的考古學家霍華德・卡特曾說，圖坦卡門可能有蒐集手杖的興趣。不過，就算少年國王在怎麼喜歡蒐集這些東西，應該也不至於把幾十把別人用過、已經很破舊的手杖帶到墓裡。

近年來，研究人員開始用X光或電腦斷層掃描等工具，詳細調查圖坦卡門全身。他們發現圖坦卡門的口腔頂部有上顎高拱、輕度顎裂等異常，以及輕度脊椎骨變形、脊椎後側彎等情形。而下肢部分的左腳為內翻足，應是因為成長期時，第二與第三跖骨的成長點壞死（骨突症）的關係。因此在走路時，右腳需要負擔更多力量，使右腳便成了扁平足。可見杖對少年的他而言是必需品，且杖必須拄在沒有行動障礙的那一邊，故他用右手持杖。

消逝的阿瑪納時期

現代幾乎沒有人不曉得圖坦卡門是誰，只要提到古埃及的法老，第一個就會想到他。不過，在一九二二年，於帝王谷找到他的墓之前，幾乎沒有人記得他的存在。在他死亡五十年後，拉美西斯二世時代製作的國王列表中，並沒有刻上圖坦卡門和前一代（也有人說是前前代）的阿肯那頓，以及他們前後的國王名字。也就是說，他們在政治原因下被抹煞了。

阿肯那頓從父王繼承了自古以來在埃及最繁榮的帝國，那時阿蒙神神官團體的勢力已默默滲入社會各個角落。新王阿肯那頓想要進行一場由自己主導的宗教改革與政治改革。他捨棄多神教的阿蒙信仰，改崇拜唯一的太陽神阿頓，亦將首都遷移到埃赫塔頓（現在的阿瑪納）。阿肯那頓意為「阿頓的僕人」，而新都的名字則是「阿頓的視野」的意思。

然而，他在新都的日子雖然積極投入太陽神信仰、家族、藝術的經營，卻沒有顧及到國家和民眾。事實上，在調查了阿瑪納時代的人骨後，發現和其他古埃及時代的例子有很大的不同。阿瑪納時代的庶民健康狀態相當差，在惡劣的環境下過著糟糕的生活。社會秩序紛亂，即使受到外國的侵略，國王仍沉浸在自己的世界。對國民來說，他是一位只會帶來麻煩，不知人間疾苦的當政者。

阿肯那頓死後，以十歲之齡即位的兒子（與親信）選擇和阿蒙神神官妥協，從圖坦卡頓（阿頓的形象）改名為圖坦卡門（阿蒙的形象），並改回信仰。不過，他死後繼位的軍人法老，選擇將阿瑪納時代徹底抹煞掉。他們撬開阿肯那頓的靈柩，把每一個人的臉刨得面目全非，讓人認不出哪個木乃伊是誰。年紀輕輕便身亡的圖坦卡門，似乎也籠罩著層層謎團。阿嘉莎・克莉絲蒂便曾寫過一部以阿瑪納時代為題材的作品。

檢視死因

過去研究人員曾為圖坦卡門的木乃伊照X光，發現他的頭蓋骨內有骨頭碎片，後顱骨還可以看到陰影，故有人提出他可能是遭暴力性的暗殺。不過，之後再次分析X光照，並進行電腦斷層檢查後，認為這些骨頭碎片很可能在把他的屍體做成木乃伊時被破壞掉的篩骨（鼻樑深處的骨頭），或者是發現木乃伊的當下，進行調查工作時不慎碰壞骨頭產生的碎片。古埃及在製作木乃伊時會破壞篩骨，並從中取出容易腐敗的腦。另外，後顱骨上只有發現製作木乃伊時產生的少許缺損而已。

時至今日，一般認為圖坦卡門的死因應該是骨折外傷所造成的細菌感染。他的左大腿骨靠近膝關節的地方有開放性骨折，並且可以觀察得到受傷後的治癒痕跡，以及骨骼組織遭感染的痕跡。骨折後，他應該還存活一段時間。外傷可能是墜馬之類的原因。

瘧疾與鐮刀型紅血球

DNA的分析結果雖然解開了數個疑問，卻也產生了新的謎團。DNA分析結果顯示，阿肯那頓與圖坦卡門確實是父子關係，但同時也指出，圖坦卡門的母親是阿肯那頓的同母姊妹。另外，圖坦卡門的王妃安赫塞娜蒙，則是阿肯那頓與娜芙蒂蒂的女兒。也就是說，圖坦卡門的雙親是同母兄妹或姊弟，而圖坦卡門的妻子則是他的異母姊妹，家族內存在著不只一對的近親婚姻。

而且，研究人員還在圖坦卡門身上發現了惡性瘧原蟲（Plasmodium falciparum）的DNA。除了他之外，只有從他們的共同祖母（也就是雙親共同的媽媽），以及這位祖母的母親身上找到惡性瘧原蟲的DNA。兩人都活到了五十歲以上。就當時的女性而言，是相當長壽的例子。

惡性瘧原蟲瘧疾是由瘧原蟲（很小的單細胞動物）所引起的傳染病，會讓病患週期性地發高燒。古埃及曾經流行過惡性瘧原蟲瘧疾，幾乎所有木乃伊上都可檢出特有的抗體。有趣的是，擁有鐮刀型紅血球疾病基因的帶因者，比較不容易罹患瘧疾。如果鐮刀型紅血球疾病發病的話，會出現很嚴重的症狀，但因為這種遺傳性疾病是隱性遺傳，要從父母兩邊得到這種基因，才有可能會發病。如果只有從父母其中一方得到這種基因，只是帶因者，乍看之下與正常人沒什麼不同。瘧疾流行地區有相當多鐮刀型紅血球疾病的帶因者，有資料顯示目前埃及國民約有百分之九到二十五是帶因者。有人認為，遭瘧疾感染卻能夠活到很老的祖母可能就是帶因者，圖坦卡門則可能從雙親那裡獲得了由這位祖母遺傳下來的鐮刀型紅血球基因，並且發病了。另外，地中海貧血的病患同樣也對瘧疾有抗性，故他們也有可能是這種疾病的帶因者或患者。

圖坦卡門生於阿瑪納王朝的巔峰時期，可說是含著金湯匙出生，然而他的一生絕對稱不上是幸福的。不管是政治上還是身體上，都有許多不穩定因素。而他的家庭中，關係和睦的王妃懷了一個脊椎畸形的女兒，且因為早產而無法順利誕生於這個世界上。在死後三千多年的現在，想必研究人員仍會持續使用最先進的技術進行分析工作，解開圖坦卡門的人生與死亡的真相。

2　在鈴鹿消逝的武尊——倭建命

白鳥塚

我工作的醫院位於日本鈴鹿市。市內有一個很特別的地名，叫做加佐登。某天我因要事而出差，在回到醫院的路上，公司用車的司機放慢了速度。

「醫師，你知道倭建命就是在這裡死掉的嗎？那棵大樹下的塚是他的衣冠塚，裡面埋著他的冠帽。那邊的加佐登神社也有個古墳，叫做白鳥塚，也是命的墓。現在那個地方雖然叫做加佐登，不過在江戶時期以前其實叫做御笠殿社，裡面祭祀著命到死前都還帶著的斗笠。之後，他的父親景行天皇來弔唁時，建了一個行宮，所以這附近又叫做高宮。古事記和日本書紀裡面都有記載喔。」

能煩野

倭建命曾征討過*1熊襲與蝦夷地區，正是所謂的東征西討，但最後染上疾病、力氣用盡，於抵達能煩野時死亡。據說埋葬他的陵墓有天鵝飛起。能煩野是一個在鈴鹿山脈南側的廣大山麓，稍微有些角度的傾斜平原，加佐登也在能煩野內。

正式上，倭建命的陵墓是在離這個塚數公里遠的能煩野神社。明治時期時，人們在留有能煩野這個地名的集落中，找到一個小小的圓墳，於是宮內省便指定其為倭建命陵。明治十六年（一八八三年），皇族久邇宮前來，設立能煩野神社做為祭拜倭建命的神社。而天皇與宮家也派出使者樹立權威，使與土地歷史不符的故事成為既定事實。不過在人們的記憶還未消逝的大正四年（一九一五年），《鈴鹿郡鄉土誌》成書，並將這段故事記載為「牽強附會之說」。

伊吹山的野神

倭建命是日本第十二天皇，景行天皇的皇子，因天皇的命令而專注在平定日本，是四世紀左右的人物。倭建命在九州假扮成美女，打敗了當地豪族熊襲建，接著他平定出雲地區後回到大和（現今奈良）。但他連一點休息的時間都沒有，馬上又接著到了出征東國（今關東地區）

的命令。他和情人弟橘媛在駿河國時，敵人想放火殺害他，於是他拔出草薙劍斬草逃跑。這個地方後來被命名為燒津。當他抵達東京灣入口時，遇上了暴風雨，使弟橘媛不得不親自做為供品，投身於大海。

在平定了東國之後，返回尾張熱田的倭建命，與當地豪族的女兒美夜受比賣結為連理。接著，他為了打倒伊吹山的野神而離開尾張。之後他似乎打算要回到熱田的樣子，於是把草薙劍留在比賣身邊。後來這個草薙劍就成了熱田神宮的神體。

倭建命發下豪語說「我要空手把這個山的山神抓住」，爾後開始登山，途中他碰上了像牛一樣巨大的白野豬，大聲挑釁「這白野豬只是神使者而已，現在先不用管牠，等我把山神殺掉後，回頭再解決」。然而此時天空突然降下了冰雹雨，讓倭建命不知所措。原來大白野豬就是山神，倭建命在山神的詛咒下失去了理智。他下山後，到了醒井一帶才終於醒過來。

名古屋的冬天會吹起冰冷刺骨的強烈西北風，又被稱作*2伊吹颪。上風處為白雪靄靄的伊吹山，記載中的野神，想必就是這裡的風神吧，就是祂用冰雹雨攻擊倭建命。

---

*註1：今九州南部與關東地區。

*註2：颪指從山上吹下來的風。

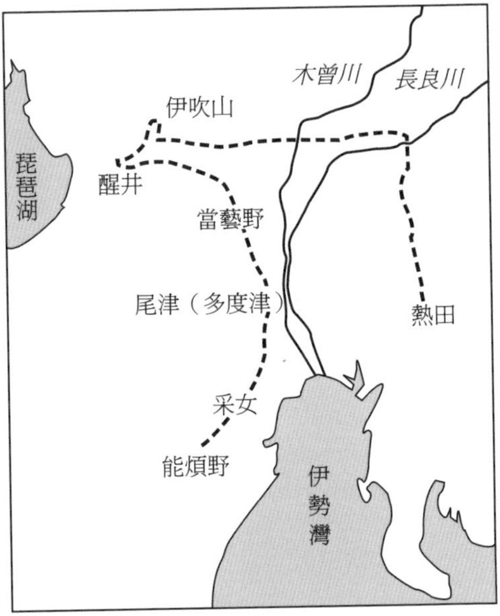

倭建命從熱田出發到能煩野的路程

雙腳咯噔咯噔

啟程返回熱田的倭建命，想先到關之原後再往東前進。不過在他還沒開始踏上這一天二十多公里的行程時，走到養老瀧的他便感覺到自己難以再走下去了。

「我的心已像是飛向天際般，想要快一點回去，但我的腳卻不聽我使喚，咯噔咯噔的。」

這裡「咯噔咯噔」的意思並不明確，可能是肌肉僵硬或肌肉麻痺，總之應該是腳的症狀。而當時他走到的地方又被稱作當藝野。

由古事記的記載，從養老山系東麓當地往南走二十公里，可以抵達尾津。這邊是每年五月五日會舉辦「獻馬神事」的多度大社，過去曾經是港口。在江戶時代以前，濃尾平原的南部是由木曾川、長良川、揖斐川的河口所構成的大濕地，從這裡望向海的另一端，還可以看得到熱田。倭建命懷著各種感慨，在這個地方詠唱了許多歌，這裡暫且不提。

或許是因為他的體力已經相當衰弱了，所以他放棄回到美夜受比賣所在的熱田，而是選擇往西走，回到朝廷所在的大和。他從尾津這個地方出發，走過平緩的丘陵，來到近二十公里外的四日市市西端，一個名為采女的地方。倭建命走到這裡時，症狀更加嚴重了。「我的腳就像斷了*三次一樣，相當痛苦」。這段感嘆成了三重縣縣名的由來。采女至今仍是當地的地名。

接著，他再往西前進了數公里，在能煩野這個地方用盡力氣，辭世時留下了好幾首「大和是美好之國」之類，悲哀的懷念故鄉之歌。

「我把草薙劍這柄大刀放在少女的床邊。啊，那柄大刀現在怎麼樣了呢？」

詠唱結束後，他便斷了氣。古日本數一數二的英雄在臨終之際，心中所想的是長年攜帶的草薙劍，以及美夜受比賣，不禁讓人感受到他也有著普通人的一面。

罹患的疾病

倭建命得到的是什麼病呢？過去的人認為是因為他在美夜受比賣月事來時和她翻雲覆雨、或是沒有帶著草薙劍，也有人說是山神的詛咒所帶來的厄運。不過，由古事記的敘述，其實可

*註：日文「三次」寫為「三重」。

以看出病癥隨時間逐漸加重的過程。也就是說，健康的三十歲男子在登山時遭遇冰雹雨，於是發燒、意識混亂，兩三天後腳便開始不聽使喚，可能還有骨折的現象，步行困難，衰弱死亡。

一個可能是負荷過重的運動所造成的行軍病。未曾鍛鍊過身體的新兵，在長時間激烈的運動負荷下會讓肌肉壞死。我在學生時代時，也曾經勉強自己去爬高山。肌肉的肌紅素是一種負責存放氧氣的蛋白質，運動過量時會使肌肉溶解，肌紅素流入血液，最後從腎臟排出，使尿液變成黑紅色，導致嚴重的急性腎臟衰竭，並讓身體變得虛弱。不過，倭建命是走遍了日本各地的勇者，身體機能應該不差。

再來可能是腳氣病。腳氣病的病患會從足部開始出現症狀，最後導致心臟衰竭（腳氣衝心）死亡。不過，這是在以白米為主食的江戶時代以後，日本人才陸續出現腳氣病病患。

吉巴氏綜合症

還有另一個可能，那就是吉巴氏綜合症，又稱吉蘭・巴雷綜合症。吉蘭和巴雷都是法國的神經內科醫師，他們在一九一六年時發表的病例中，提到病人會先有像是感冒的症狀，之後出現肌肉麻痺的情形。多數情況下，只有手腳會出現運動麻痺，有時還會產生感覺障礙。不過如果嚴重到橫膈膜和舌頭也麻痺的話，就會因為無法吸氣而出現呼吸障礙、吞嚥障礙而身亡。

吉巴氏綜合症是一種自體免疫疾病，免疫系統會把自己的末梢神經當成「異物」並進行攻擊。彎曲菌屬（Campylobacter）的細菌與病毒等病原體的抗原，和某些末梢神經的組成成分共通。因此在一九七〇年代，美國大規模接種流行性感冒疫苗時，曾有數十人出現了吉巴氏綜合症。

在伊吹山遭冰雹襲打的倭建命發了高燒，而蜱蟎可能是讓他得到這種疾病的媒介。倭建命在高燒下意識朦朧，在醒井治療結束後，繼續旅程。一開始還好，但在短短幾天內卻出現末梢神經障礙，肌肉麻痺、步行困難等狀況。之後麻痺還影響到呼吸肌肉，並造成吞嚥障礙或者是誤嚥性肺炎，最後在能煩野倒下死亡。

先不管倭建命是否真實存在，從一個神經內科醫師的角度看來，古事記中的記載就像是重現了亞急性的神經症狀演變過程一樣，有驚人的一致性。當藝野、三重村、能煩野等地名在當時或許沒那麼有名，但也因為這些地名延續到現在，讓人感覺到故事有一定真實性。當然，光看古代的文獻並沒有辦法確定是哪種疾病，但至少讓我們知道，曾經有個大人物在鈴鹿這裡消逝。

3 向鎌倉前進——源賴朝墜馬

公曉的銀杏

二〇一〇年三月十日早晨，早春的強風呼呼地吹過鎌倉的鶴岡八幡宮，在一陣咚咚作響的聲音之後，忽然出現了一個如雷聲般震耳欲聾的聲響。公曉暗殺三代將軍源實朝時藏身的那棵大銀杏樹，就這麼應聲倒地。樹高超過三十公尺，樹圍為六點八公尺，樹齡則在一千年以上。任何事物皆非永存不滅，不管是大樹，還是人類。即使是偉大的大將軍、掌權者，有一天也會突然消逝。

來自東國的通知

建久十年（一一九九年）一月十八日，京都收到了鎌倉傳來的急報。征夷大將軍源賴朝因病而倒下。這年是壇之浦之戰結束，平家滅亡的十四年後，也是鎌倉幕府建立的七年後。著名的歌人，也就是百人一首挑選者的藤原定家，在他的日記《明月記》中這樣寫道。

「晴陰　飛雪甚寒。早旦閭巷間謠傳，前右大將軍所勞獲麟，於十一日出家，並以飛腳於前夜送至院內。……朝家大事莫過於此。世間或有畏怖逼近。亦有謠傳早已離世云云。」

現代譯文為：早晨聽到了謠言，說前任右大將軍，也就是源賴朝罹患致死的疾病，於十一日出家。這可說是日本的大事件。應該不會有其他比這更嚴重的事了。最近是不是會發生什麼恐怖的事呢？也有人說他之前就去世了……。而他還在二十日時寫下了這段文字。

「前將軍十一日出家，十三日入滅（突然發病〔猝死〕）。未之時（下午兩點）除目（人事調動）。……中將賴家。」

現代譯文為：十三日的急報中說到將軍猝死。於是朝廷慌張地調動人事，讓賴朝的嫡子賴家擔任中將。關白進衛實家的《猪隈關白記》中寫道，賴朝是「因為飲水而生了重病，在十一日出家，十三日死亡」。另外，藤原家出身的高僧，慈円在日記《愚管抄》中以「是夢或是現實」描述這件事，從這些文字看來，或許對京都的上層貴族來說，賴朝的死亡反倒是他們一直隱藏在心中的願望。

根據定家在一月二十二日寫下的《明月記》顯示，人們擔心這個社會是不是又會陷入騷動，是不是又會出現戰爭，恐懼的氣氛瀰漫著整個都城。各勢力蠢蠢欲動、流言蜚語充斥著社會，都城的警備更加嚴密，就像是戒嚴下的狀態。

義經與安德帝的亡靈

那麼，賴朝到底是用什麼樣的姿態走完最後一程的呢？神奇的是，他死亡前後的經過，並沒有在幕府的記錄《吾妻鏡》上留下任何文字。於是坊間傳流著許多關於他結局的臆測。

在他死前一年的年末，建久九年（一一九八年）十二月二十七日，地方豪族稻毛重成，為了供養亡妻，在相模川建造了一座橋，並在這天進行落成法會。這座橋在現在的茅崎市附近，一九二三年關東大地震時該處地面隆起，使橋墩露出地面。橋墩是直徑為六十公分的檜木，可見當時建造的應該是一座又大又氣派的橋。

稻毛的妻子為賴朝妻子——政子的妹妹，所以賴朝也理所當然地出席了這場法會。歸途時，賴朝「回鑾時墜馬，且因此而受病痛苦惱」《神皇正統記》。即墜馬後染上了疾病。坊間還流傳著更奇怪的謠言，說是賴朝在供養結束後回程的路上，走到八的原時，已死的義經亡魂突然出現瞪著源賴朝，賴朝的馬失去控制，使賴朝墜馬；還有人說他行經稻村崎時，海上突然出現一名童子對他大喊「現在好好看著你眼前的我，我就是沉到西海底下的安德天皇」《保曆間記》。

從墜馬到死亡

簡單來說，賴朝是在十二月二十七日墜馬，一月十三日死亡。我想試著從今日醫學的角度來試著分析他的死亡。

首先，墜馬的十七天後死亡，這最有可能是腦部的急性障礙造成。然而，究竟是因病而墜馬（結果）還是因為墜馬而造成疾病（原因）呢，則不得而知。

假設墜馬是結果，那麼致死原因就應該是腦中風、腦出血，或者是蛛網膜下腔出血等。如果墜馬是原因，那麼致死因素則可能是硬膜下出血等頭蓋骨內出血。在這之後會出現腦疝現象（頭蓋骨內的壓力過高，使腦內組織被擠出），造成呼吸停止，以及誤嚥性肺炎等合併症狀，導致死亡。

這和現代的汽車事故中，判斷駕駛時的腦內出血是由疾病造成，還是由事故造成的問題相同。最簡單的推論是，賴朝在法會上喝醉了酒，在某種原因下失去平衡墜馬，使頭部遭重擊。筆者認為這是最有可能的情況。

《保曆間記》中提到了平家亡靈的故事，不過，這或許只是源自於社會大眾針對霸者賴朝的負面想法所產生的道聽塗說。然而，說不定賴朝真的在他的腦中看到了亡靈。賴朝可能因為頭部外傷所造成的腦血管障礙，導致其意識變得模糊，產生幻覺或精神錯亂等現象，陷入譫妄狀態。這種狀態的人，可能會產生幻覺，看到那些被自己殺害的人出現在面前，使患者心生罪惡感、感到困擾。在犯罪者中就有實際案例。

飲水病

另一個值得注意的，則是《猪隈關白記》中提到的「飲水病」。飲水病如其名所示，是指喝下大量水分的病，現在我們一般會把這稱作糖尿病。病患的血糖偏高，為使偏高的血液滲透壓降下來，故會想要一直喝水。一般健康的人在吃飽飯後之所以會想要喝茶或喝水，部分原因就在於用餐會使血糖上升，需補充水分，降低血液滲透壓。藤原道長體型肥胖，有飲水病，且尿液會吸引螞蟻聚集，故一般認為他應該有糖尿病。

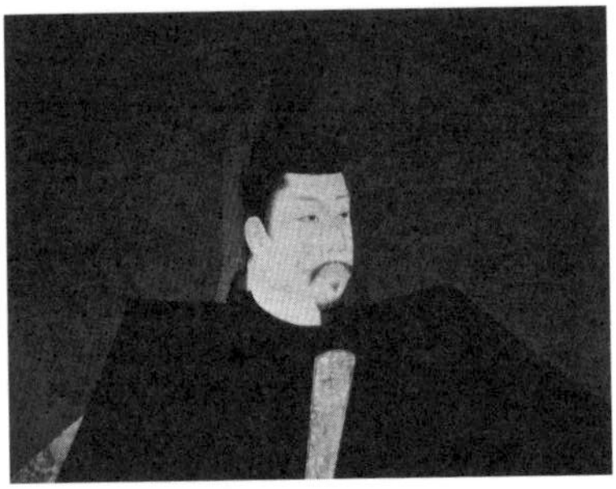

源賴朝肖像（部分）

不過，在源賴朝所留下來的肖像畫中，和我們想像中的體型肥胖還有很大一段距離，而且也沒有在墜馬以前喝很多水、或者是尿液會吸引螞蟻聚集之類的記錄，故罹患糖尿病的可能性不高，倒是有可能得到尿崩症。所謂的尿崩症，是腦中的腦垂腺這個激素器官，在抗利尿激素ＡＤＨ的分泌上有障礙所導致的疾病。ＡＤＨ可以提高血液滲透壓，使腎臟製造較濃的尿液。要是ＡＤＨ分泌過少，便會增加排尿量。一天內可排出多達十公升的尿量，並喝下大量的水分，正是所謂的飲水病。這會導致血液中的鈉濃度下降（電解質異常），在沒有適當治療方法的年代，這是足以致死的疾病。

墜馬後的賴朝可能因精神功能的問題，導致其意識狀態模糊，腦功能失常。腦震盪使他意識混濁，那些曾被他逼上死路、讓他背負著很大的心理負擔的亡者，以幻覺的樣子出現在他的腦中。腦可能受了很嚴重的外傷，傷害到了維持生命功能的部分，出現尿崩症情形，使血液電解質異常，最後造成多重器官衰竭而死亡。

賴朝雖然死了，政權卻沒有像京都公家的期待，回歸到朝廷的手上，卻也沒有出現天下大亂的情況。然而，在源氏霸權完全確立以前，賴朝的死也間接造成了兩個兒子賴家、實朝在不久後被刺殺身亡。最後則由妻子政子的娘家——北條氏篡奪了權力。

4 聽見「神之聲」的聖女貞德

鐘與生活

教會或聖堂的鐘，對中世紀的歐洲人來說是不可或缺的事物，相當貼近人民的生活，人們甚至會為每個鐘取一個專屬於它們的名字。鐘聲在人間迴盪，訂定人們生活的規律，音色有時代表喪葬，有時代表祝賀，也有時代表安息及不安，有時則用來召集民眾或發布警告（赫伊津哈《中世紀的衰落》）。

一位少女因為鐘聲的響起而改變人生，歷史也隨之改寫。她出生於法國東部一個靠近德國的村落，棟雷米村，看起來就像是時禱書中插圖會出現的牧羊女。她的名字叫作珍妮・達爾克，也就是我們熟知的聖女貞德。

百年戰爭

十五世紀初的法國與英國正在進行百年戰爭，法國內部也有內亂。包括巴黎在內，有一大

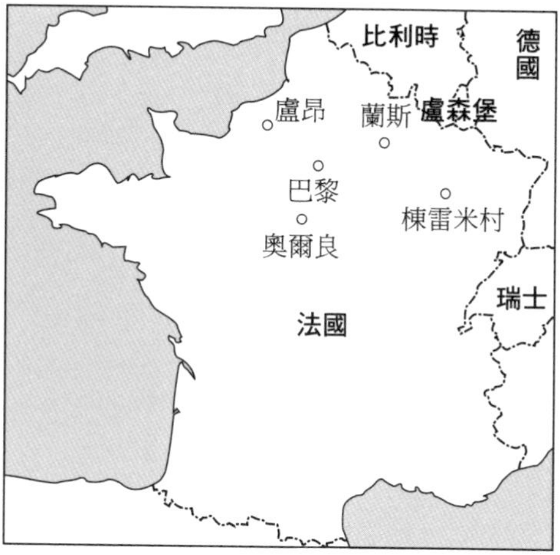

半的國土遭敵軍佔領。貞德出生的棟雷米村也在英國的控制範圍下。某天，貞德聽到了「去法國吧，拯救奧爾良吧」的聲音。於是她前往五百公里遠處的希農城，晉見王儲查理。至於為什麼查理會相信一位突然造訪的農家女孩，並給她軍隊，至今仍是個謎。

她手持繡著百合花與最後審判圖樣的旗幟，指揮軍隊，前往救援在英軍包圍下的奧爾良。在看到不戴頭盔，任由長髮隨風飄逸的少女奮力爬上要塞牆壁時，原本連戰連敗、充滿負面情緒的法國士兵，也紛紛奮力一搏，最終奪回了奧爾良。那時，貞德的肩膀還被箭射傷。一四二九年，貞德只有十八歲。以此為契機，法軍開始連連獲勝，最後終於讓皇儲回到蘭斯進行加冕，正式成為國王查理七世。當然，貞德也位列其中。最後，她的家族一同被冊封為貴族。

在這之後，貞德仍持續投入戰役，但卻沒能一直贏得勝利。隔年五月，她被敵軍俘虜，並在英軍主導的宗教審判下被裁定為異端。理由為，她是自稱能聽到神之聲的魔女，以及她違反

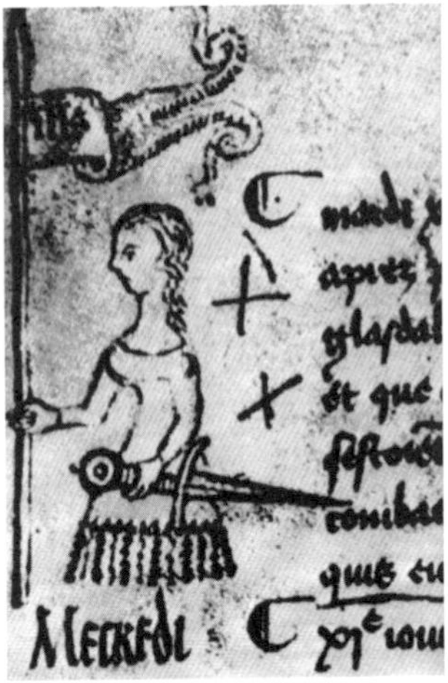

唯一在當時描繪的聖女貞德像

取自巴黎高等法院書記，Clément de Fauquembergue 作

神之教誨穿著男裝。在基督教的「基本教義」下，中世紀的人們都接受了這樣的邏輯。明明貞德只是為了防止自己遭看守人騷擾，才穿上男性的褲裝……。

神之聲與鐘聲

關於「去法國吧，拯救奧爾良吧」這個來自神的聲音，她在宗教審判中如此說明。

「十三歲時，神的聲音拯救了我，並告訴我正確的道路。我覺得那是一條充滿荊棘的道路。在夏天的正午，在父親的庭院內。……聲音從我右方的教會傳來，聲音總是伴隨著光芒。光和聲音來自同一個方向，那聲音總是伴隨著強光。」

「那是一個威風凜凜的聲音，所以我確信那就是來自神的聲音。當我第三次聽到這個聲音時，我領悟到這是來自天使的聲音，並理解到這個聲音會一直保護著我。聲音要我去做正確的事、去教會，說我不能不去拯救法國。……每週聲音會對我說兩三次『去法國吧』，我每天都聽得到祂的聲音。聲音對我來說是必要的。」

她在證詞中提到，在光芒中看見了大天使米迦勒，而且當「神的使者」現身時，會讓她十分亢奮，而當祂離開時，則會感到寂寞並哭泣。不管是她離開棟雷米村之後，還是被英軍囚禁時，她都聽得到這個聲音。「昨天我也聽到了三次聲音。分別是在我早晨祈禱、黃昏祈禱，還有夜晚我以聖母經祈禱的時候。」而在她祈禱的時候，一定都伴隨著鐘聲。

火刑後二十五年的名譽恢復審判中，棟雷米村的人一個個做出以下證詞。「只要在原野上聽到教會傳來的鐘聲，貞德就會跪下祈禱。」「在她逐漸習慣鐘聲之後，貞德還會請人每半個小時就敲一次鐘。」即使過了許多年，故鄉的人們對於貞德對鐘的執念仍記憶猶新。

這些記錄顯示，貞德的耳朵聽到的聲音來自教會，而教會也會傳來鐘聲。看來鐘聲有可能是觸發她看到光、聽到聲音的關鍵。藥物、中毒、精神疾病可能會引起幻覺、幻聽，但就貞德的情況而言，她可能是因為顳葉癲癇而產生了幻聽。

癲癇

因為某些原因，腦的神經細胞會受到反覆刺激而過度興奮，造成腦波異常，便會被診斷為癲癇。在一般人的印象中，癲癇會出現持續性的痙攣現象，並讓人失去意識。由於癲癇會突然發作，所以過去一般人常把它當作超自然現象，在古代甚至有「神聖的疾病（Sacred Disease）」之名。不過，留下來的記錄中，並沒有任何證據顯示貞德有癲癇的狀況。只是，在不少案例中，病患的腦波顯示出他們有癲癇發作的情形，卻只有出現意識異常，或者是產生幻覺等症狀，而沒有痙攣的情形。

顳葉是負責感情、記憶、聽覺的區域，顳葉癲癇時，會出現和這些感覺有關的症狀。十九世紀的俄羅斯作家杜斯妥也夫斯基也曾有過類似的體驗。他朋友的妹妹曾有相關的記憶。

「有一次，杜斯妥也夫斯基在和朋友談論神，在他大聲宣言『神是存在的』同時，正在進行彌撒的教會響起了鐘聲。之後，杜斯妥也夫斯基便用以下的話描述當時的狀況。『巨大的聲響下充滿了周遭的空氣。我感受到天堂降臨至地面，而自己正融入其中。我感受到了神的存在，神就存在於我的心中。』」

杜斯妥也夫斯基在小說作品《白痴》中，藉著梅什金公爵的恍惚體驗，描述了這段過程。而在近年來的醫學論文中，也出現了以下案例。

六十二歲的女性初次發作，在睡眠中突然大叫「我看到神了」，之後在白天也會有類似的舉動。而在她說出「就像去了極樂世界一樣舒服。」「快樂得不得了，感動的心情讓我忍不住流下淚水。」「我感覺到神告訴我，萬物就在陽光的中心閃耀著。」之類的話，由她左顳葉的腦波可以確認到此時她的癲癇正在發作。

精神恍惚

像這種出現幻覺，同時情緒亢奮的現象，是因為顳葉出了問題所導致，也稱作精神恍惚現象。顳葉與感情和記憶有密切的關係，內部的杏仁核在收到各式各樣的資訊後，可判斷這是愉快還是不愉快的資訊，並表現出喜怒哀樂等感情。故這個部分連接了視覺、聽覺等眾多感覺系統，以及腦的各部位。當顳葉異常興奮時，就會產生各式各樣的幻覺，也會出現情緒上的變化。

由「聲音」所產生的幻覺，常會依照不同當事人的精神結構，而產生不同的內容。如果患者對某個異性有強烈思念的話，就有可能會產生幻聽，讓患者聽到這名異性的聲音。而對信仰虔誠的人來說，則容易產生神或神的使者在對他們說話的幻聽。像天啟這樣的宗教性體驗，往往會包含光、雲、精神恍惚等元素。我們可以想像得到，對於總是想著神的貞德與杜斯妥也夫斯基來說，鐘聲或許會催發他們進入恍惚狀態，產生宗教性內容的幻覺與亢奮的感覺。

一些聖人也有類似的宗教性體驗。使徒保羅原本是基督教迫害者。不過有一次他在前往大馬士革的途中，原本他是要來迫害基督教徒，卻感受到天上有光從四面八方照著自己，於是他撲倒在地，聆聽神的教誨後改變了信仰。另外，原本在麥加近郊的希拉山山洞內沉睡的穆罕默德，也是從閃耀著光芒的雲中聽到了某個聲音，才突然覺醒成神的使徒。

一四三一年五月三十日，聖女貞德在北法的盧昂受火刑，消逝於火焰之中。

然而，這位愛國的少女是不滅的。勢力重新壯大起來的查理七世命人再次進行審判，於一四五六年恢復了貞德的名譽。在這之後，每當法國陷入國難時，便會喚醒法國人民對貞德的記憶。到了二十世紀，貞德終於被列為聖人。

5 哈布斯堡純血王朝

巡禮歐洲的美術館時，可以看到許多國王與子孫們的肖像畫陳列在牆上。這些等身大的肖像畫，就像相親用的照片，也確實是以相親為目的送至各個宮廷。在馬德里和維也納的美術館中，可以看到不少擁有類似容貌的王族肖像畫。鷹勾鼻、長而突出的下顎、戽斗、厚唇等特徵，一眼就知道屬於哈布斯堡家族。

皇家禮拜堂

人們說的「哈布斯堡的繁華」源自於西班牙格拉納達。進入格拉納達主教座堂旁的皇家禮拜堂（Capilla Real）後，可以看到裡面祭祀著兩組男女仰臥石像。其中一組石像是奠定了近代西班牙基礎的伊莎貝拉一世與他的丈夫斐迪南二世。一四九二年，攻下伊斯蘭勢力的最後一個據點，阿爾罕布拉宮，將伊斯蘭驅除出伊比利半島，完成了復國運動（Reconquista）。曾拒絕過哥倫布出航要求的伊莎貝拉女王，也是在這個地方再次接見哥倫布，並准許他出航，促成了新大陸的發現。

另外一組石像則是兩人的女兒胡安娜一世（一四七九—一五五五年），以及她的丈夫，哈布斯堡家出身的腓力一世。胡安娜將權杖緊緊握在手中，卻沒有看向丈夫。

往下走進地下禮拜堂後，可以看到他們的靈柩安置在毫無生氣的空間中。樸素的黑色，沒有任何王室般的華麗裝飾。讓人想到舊約聖經傳道書的某一節「在你所必去的陰間沒有工作，沒有謀算，沒有知識，也沒有智慧」，描述的就是這種感覺吧。

胡安娜的兩個王子

腓力一世是勢力分布於法蘭德斯地區（現屬於荷蘭）的哈布斯堡家族公子，被人們評為美男子。胡安娜與他結婚後，情緒起伏變得很激烈，有時還會因為過度熱愛腓力一世，說出不雅的言語造成騷動。甚至還曾經在宮廷內突然攻擊腓力一世喜歡的一位侍女，用刀子把她剃成禿頭，還想把她的頭皮剝下來。胡安娜二十八歲時，由於哥哥突然過世，使她不得不成為西班牙的王位繼承人，於是各懷心思的胡安娜與腓力一世便回到了西班牙。然而事情一波三折，腓力一世在西班牙北部的布爾戈斯打完網球，喝下冰冷的水後猝死。胡安娜從修道院中取出他的靈柩，帶在身邊，踏上沒有目標的旅程。

在西班牙首都馬德里的普拉多博物館中，掛著由普拉蒂納（Pradilla）所繪製的《瘋女胡安娜》。這個十七平方公尺大的畫中，描繪了等身大的黑衣胡安娜，哀傷、深思中的她，看著靈柩中的腓力一世。這是她每天要做的事。而坐在周圍的侍者們，則因為不知道這趟在荒野上漫無目的徘徊的旅程何時才會結束，露出了疲勞與無奈的表情。於是，她的外表越來越邋遢、穿的衣服越來越破舊、進食時總是在玩弄食物。經過兩年左右的徘徊後，因精神症狀與王位繼承的問題，她被旁人囚禁起來，這一關就是四十六年，直至她死亡。

胡安娜與腓力一世生下了兩位王子，哥哥卡洛斯一世（德國稱其為查理五世）成為了神聖羅馬帝國的皇帝，開啟了西班牙的哈布斯堡王朝。弟弟斐迪南一世的家族使神聖羅馬帝國的皇帝世襲化，以奧地利・哈布斯堡王朝之名繁榮於世。這兩個哈布斯堡家族為了維持他們高貴的血統，互相建立了多次複雜的婚姻關係。甚至可以說是為了嘗試培育出王族的純種人類。

卡洛斯二世

醫學實驗中所使用的純品系小鼠（mouse）或大鼠（rat），需反覆進行近親交配至二十代以上，使其成為遺傳上均一的動物集團。基本上，純品系的動物在骨骼、體格、代謝、免疫上皆相等。本章開頭有提到，哈布斯堡家族的臉都長得很像，也是近親交配下的產物。胡安娜的丈夫，腓力一世雖然有美男子的稱號，但他終究還是長著一副哈布斯堡家族的臉。十七世紀時，維拉斯奎茲的作品《侍女》中，描繪了腓力四世的宮殿一角，而可愛的公主馬佳莉塔也有戽斗的情形。

維也納藝術史博物館收藏著哈布斯堡王朝最後的國王，卡洛斯二世（一六六一——一七〇〇年）的肖像畫。他的頭很大，下顎卻有著瘦長戽斗，眼睛又大又凸，像是隨時都會掉出來的樣子，臉色也很差，嘴唇倒不怎麼厚。不論是和他的曾祖父，王國強盛時期的國王腓力二世相比，還是與腓力二世的父親，開創王國的卡洛斯一世比較之下，卡洛斯二世的臉都少了他們擁有的威猛、有衝擊性的感覺，反而給人虛弱形象，沒有王者的風範。既然這是相親用的繪畫，就表示這可能還是理想化後的結果。

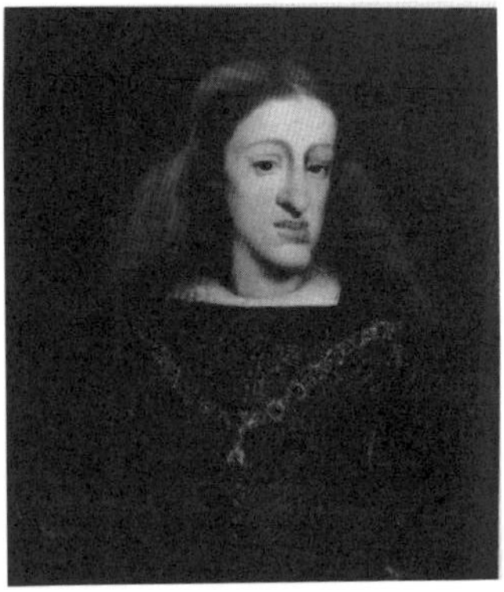

卡洛斯二世

戈弗雷內勒（Juan Carreño de Miranda）繪

卡洛斯二世是《侍女》中的公主——馬佳莉塔的弟弟，然而他從小就相貌怪異，也被稱作著魔者（El Hechizado）。據說他的父親，腓力四世在把孩子帶到眾人面前時，會用袋子遮住他的臉。而且自他出生以來，便有嚴重的智能障礙與肢體障礙情形。首先，遺傳造成的下顎突出與巨大舌頭使他有咀嚼障礙，且常任口水亂流，直到五、六歲前，都是由奶媽帶大。再者，他的發音不清楚，四歲前都說不出話，八歲前都不會走路、十歲前仍像個嬰兒般需要照顧。腳的力量也很弱。

腓力二世在四歲時去世。卡洛斯二世雖繼承了國王的位子，然而負責養育他的人擔心禮儀和知識的教育會造成壓力，所以一直沒有積極地教育，因此沒學習到充分的教養及知識。他健康的庶出哥哥曾掐著他的鼻子，對他大聲說「要成為國王的人，至少要梳梳頭髮吧」。然而，側室所生的哥哥，無論如何都不可能成為國王。

卡洛斯二世曾經結過兩次婚，但都沒有子嗣。王妃的信件內容中，曾提到國王有性無能的毛病。泌尿科方面的調查結果亦顯示，卡洛斯二世有尿道下裂與雌雄間性的問題。晚年常出現幻覺與痙攣情形，驅魔儀式亦無效，最後在三十九歲駕崩，結束了哈布斯堡王朝。卡洛斯的一位姊姊嫁給了法國國王路易十四，而他們的一位孫子贏得了西班牙王位繼承戰爭，即位為腓力五世，開啟了西班牙波旁王朝。

近親通婚

那麼，卡洛斯二世的血統究竟「濃」到什麼程度呢?從胡安娜與腓力一世夫婦到卡洛斯二世之間，共有十一次的婚姻。而這十一次的婚姻中，有八次是近親通婚，其中又有三次是舅舅與甥女間的通婚、有三次是堂表兄妹或姊弟間的通婚。這使得卡洛斯二世前五個世代的十六位女性祖先中，有兩位是胡安娜；前六個世代的三十二位女性祖先中，有六位是胡安娜；前七個世代的六十四位女性祖先中，也有六位是胡安娜。

近源係數（coefficient of relationship）是一個用來評估血統濃度的指標，用來表示交配後所得子代遺傳到源自於共同祖先之相同基因的機率。在一般交配所得的子代中，會造成問題的基因剛好湊在一起的機率非常小。一個個體的一個基因座上有兩個基因，在形成卵子、精子時，會從兩個基因中選擇一個，機率是一半一半，而子代的基因就是精子與卵子之基因的重新組合。計算後可以知道，親子、兄妹、姊弟生下的孩子，其近源係數為〇・二五；堂表兄妹或姊弟生下的孩子則是〇・〇六二五。然而卡洛斯二世的近源係數卻高達〇・二五四，比兄妹生下的孩子還要高。哈布斯堡家族中，除了卡洛斯之外，還有兩位近源係數在〇・二〇以上的國王或王太子，那就是腓力二世的兩位兒子——腓力三世與唐・卡洛斯，他們都有智能及身體上的障礙。

遺傳影響

要是子代獲得相同的基因，便有可能會表現出之前一直沒顯現出來的隱性遺傳基因。研究

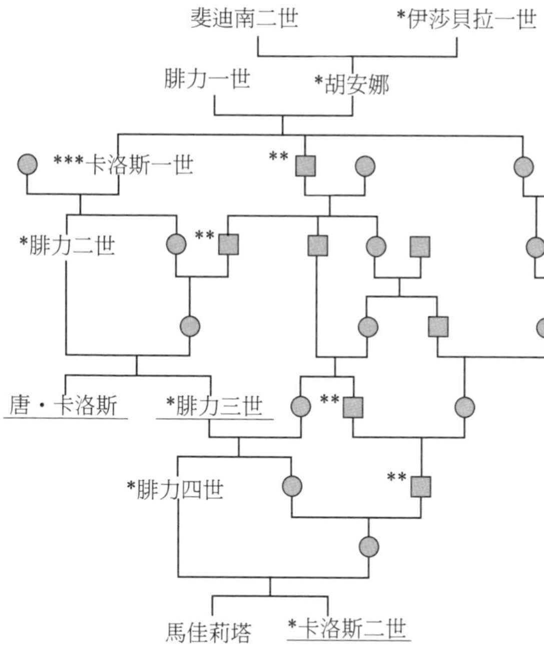

哈布斯堡家族的族譜

*西班牙國王、**神聖羅馬帝國皇帝，標底線者為有智能障礙的國王與王太子。
■：男性，●：女性。

人員認為，造成他們智能、身體上的產生障礙的原因就是這個。這些人不只會出現身體及智能上的障礙，早死的機率也較高。

哈布斯堡家族中，從腓力二世誕生的一五二七年，到卡洛斯二世誕生的一六六一年間，正式婚生子女有三十四人，其中十人（百分之二十九點四）在一歲前便死亡，十七人（百分之五十）在十歲前就死亡。這個時期的西班牙農村內，死亡率為百分之二十，可見哈布斯堡家的夭折率明顯偏高。二十世紀左右，法國堂表親夫妻的孩子和無親緣關係之夫妻的孩子在成人之前的死亡率，分別為百分之二十五與百分之十二，可見近親通婚在生物學上確實會產生不良影響。

由瑞典的調查顯示，堂表親夫妻的孩子百分之十六有明顯的遺傳性疾病，百分之二十八被懷疑有遺傳性疾病；無親緣關係之夫妻的孩子則分別為百分之四與百分之六。因此，卡洛斯二世極可能患有遺傳性疾病。不過謠言相當多，至今仍無法斷定哪個是正確的。

卡洛斯二世的墓位於馬德里近郊，埃斯科里亞爾修道院的地底。這裡與格拉納達的伊莎貝拉一世及斐迪南二世的樸素皇家禮拜堂不同，是一個巴洛克風格的壯麗神廟，靈柩外有精緻豪華的金屬雕飾，靈柩本身則存放於八邊形的四層外壁內。靈柩外刻著一個個國王的名字，從胡安娜的兒子卡洛斯一世，一直到一九四一年亡故的阿方索十三世。造訪此地的我，雖然與他們的死亡無關，卻也為這位因生物學上的理由而陷入不幸人生的卡洛斯二世感到哀傷，在心中默默為他合掌悼念。

後記

二〇一三年秋天，我在可以眺望多瑙河的旅館房間中，回顧這本書的原稿。

原本我只是想趁著診療工作與醫院經營的空檔，讓思緒暫時跳躍到其他世界，用輕鬆的心情寫下這些文章，後來這些文章得到了許多人的好評，於是開始朝著出版的方向進行。我收到了岩波新書編輯部的千葉克彥先生以紅筆加註的原稿後，看了看我什麼時候有時間可以來修正原稿，接著收拾一下行李，前往維也納參加九月下旬的世界神經學會。

然而，在我走進開幕典禮的會場途中，腳突然開始痛了起來，不過休息了一陣子後就可以繼續走。這應該是間歇性跛行的症狀。看來是去年年末時突然痛得要命的椎間盤疝脫惡化了。我在勉強發表完報告之後，就只能安靜地待在旅館內休息，每天都在桌前修正原稿。

本書中一個個主題所提到的情景與書籍，又再次喚起了我的記憶。柏林的停車場、聖但尼聖殿的地下禮拜堂、灼熱的莫哈韋沙漠，甚至還想起有一次我在書店等待我的女兒以及她未來的丈夫時，隨意看著架上的書，卻因書上的一句話而產生了新想法。我重新跟著書中的主角們走過一次故事，並在心中體驗他們的人生。在我專注於寫稿的時候，腰痛和腳痛也緩和了下來。

當我因為長時間使用電腦而眼睛疲倦時，就會走向窗邊，眺望多瑙河。河寬數百公尺，河水掀起小小的波浪，但那波浪不是藍色的，而是混濁的褐色。成群水鳥飛過河面，列隊飛過的水鳥也是這附近的野鳥之一。西起阿爾卑斯山，東至潘諾尼亞（匈牙利與巴爾幹半島附近）的這段多瑙河，河水流動的速度比想像中得快。

第Ⅴ部中提到的卡洛斯二世的母親——奧地利的瑪麗亞納（Mariana de Austria）就是在這塊土地上成長，卻嫁到了遙遠的西班牙馬德里。過了十幾年之後，她的女兒馬佳莉塔・德雷莎又從馬德里嫁過來。第Ⅳ部中提到的路易十七的母親，瑪麗・安東尼也在此地成長。路易十七的姊姊，瑪麗・泰瑞絲從聖殿塔被救出之後，被秘密地從巴黎送回這裡。鹽田廣重曾到這個醫學的聖地，維也納，學習使用手術刀和手術剪，也就是外科。日本醫師詩人齋藤茂吉也曾在這個地方學習。想必這些人都曾經看過多瑙河的河水吧。

從六樓的窗戶看下去，多瑙河的河水滾滾流過，正是日本文學集《方丈記》裡說的「河川源源不絕流動著，不會長久停留於一處」。流動的歷史也不會照著原樣重演一遍。偶爾會有貨船和客船駛過，有時則會突然衝出一艘郵輪，伴隨著巨大聲響快速駛過，擾亂原本還算平靜的河面，就像戰爭、革命等歷史大事擾亂了和平的世界一樣。在這些改變歷史的大事件背後，疾病、醫學、醫療常扮演著重要角色。

一天午後，陽光的角度讓西側水面染上一層美麗的青藍色。駛過的白色客船與藍色河面形成了鮮明的對比，這一瞬間，「美麗的藍色多瑙河」映入眼簾。小約翰・史特勞斯的年代，正是哈布斯堡王朝綻放最後光輝的華麗年代。日本也有過昭和元祿這個承平年代，當時的三島事件卻吹起了不小的漣漪。

幸好，筆者總算平安回到日本，接受手術後隨即恢復了正常。光是一個小醫院的領導者出現步行困難、動了手術，都讓幹部有些驚慌失措手忙腳亂了，更不用說美國總統或英國國王這種國家中心的領導人因病而失去行為能力時，會產生多嚴重的後果。

在最終稿大致完成時，卡洛琳・甘迺迪以駐日大使的身分從美國來到日本就任。這讓我想起了她的總統爸爸國葬時，還很幼小的她努力打起精神的樣子，深刻感受到時間已經過了五十年。

本書得以出版，需感謝岩波書店編輯部的千葉克彥先生與森光實先生給了我很大的幫助，在此表達我最誠摯的謝意。另外，我也要感謝一開始連載這些故事時，給了我許多幫助的日本醫事新報社的建持光先生與芳賀敏子小姐。以及我的妻子，她不僅一直在我身邊提供適當的意見，難得來到維也納，難為她卻必須一直待在旅館內讀書或玩數獨，有她的陪伴讓我相當踏實。

二〇一四年一月

小長谷正明

Note

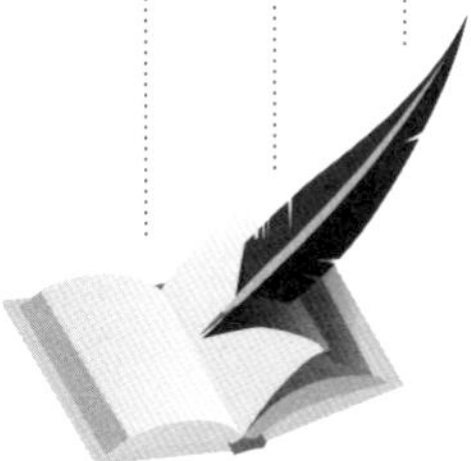

國家圖書館出版品預行編目(CIP)資料

醫學偵探的歷史事件簿／小長谷正明作；陳朕疆譯.
-- 初版. -- 新北市：智富, 2019.10
面；　公分. --（Story；15）
ISBN 978-986-96578-4-6（平裝）

1.醫學史　2.世界史

410.9　　108009990

Sroty 15

醫學偵探的歷史事件簿

作　　者／小長谷正明
主　　編／楊鈺儀
翻　　譯／陳朕疆
編　　輯／陳怡君
封面設計／ Chun-Rou Wang
出 版 者／智富出版有限公司
地　　址／（231）新北市新店區民生路 19 號 5 樓
電　　話／（02）2218-3277
傳　　真／（02）2218-3239（訂書專線）・（02）2218-7539
劃撥帳號／ 19816716
戶　　名／智富出版有限公司
世茂網站／ www.coolbooks.com.tw
排版製版／辰皓國際出版製作有限公司
印　　刷／世和印刷股份有限公司
初版一刷／ 2019 年 10 月

I S B N ／ 978-986-96578-4-6
定　　價／ 300 元

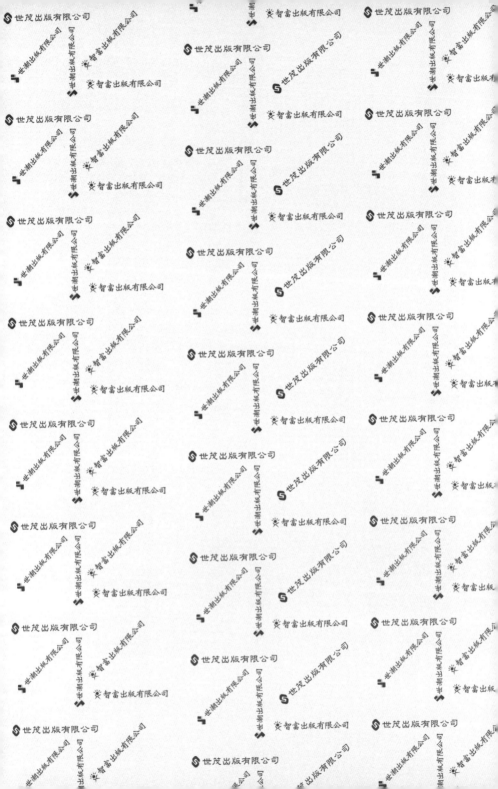